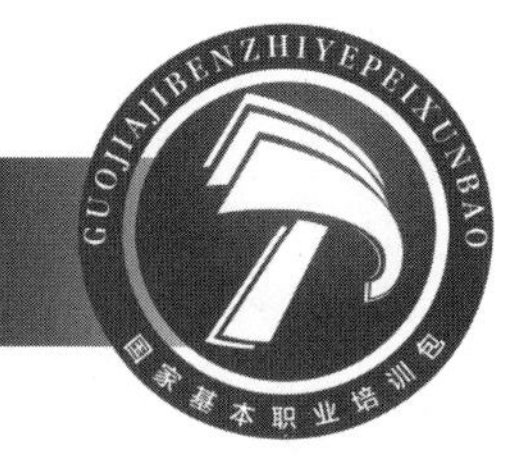

国家基本职业培训包（指南包　课程包）

公共营养师

人力资源社会保障部职业能力建设司编制

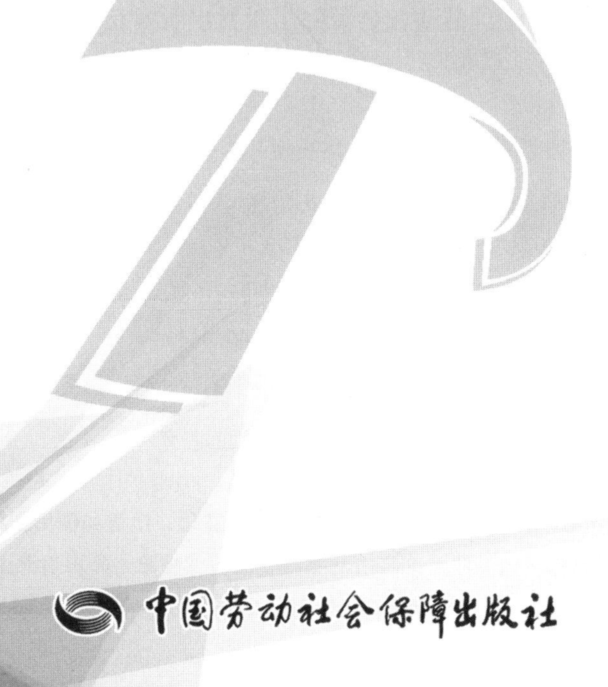

中国劳动社会保障出版社

图书在版编目（CIP）数据

公共营养师 / 人力资源社会保障部职业能力建设司编制. -- 北京：中国劳动社会保障出版社，2023

国家基本职业培训包：指南包 课程包

ISBN 978-7-5167-5593-8

Ⅰ. ①公… Ⅱ. ①人… Ⅲ. ①营养学 - 职业培训 - 教材 Ⅳ. ①R151

中国国家版本馆 CIP 数据核字（2023）第 005861 号

中国劳动社会保障出版社出版发行

（北京市惠新东街 1 号 邮政编码：100029）

*

三河市华骏印务包装有限公司印刷装订 新华书店经销

880 毫米 ×1230 毫米 16 开本 8 印张 138 千字

2023 年 2 月第 1 版 2023 年 2 月第 1 次印刷

定价：25.00 元

营销中心电话：400-606-6496

出版社网址：http://www.class.com.cn

编制说明

为全面贯彻落实习近平总书记对技能人才工作的重要指示精神，进一步增强职业技能培训针对性和有效性，不断提高培训质量，培养壮大创新型、应用型、技能型人才队伍，按照《人力资源社会保障部办公厅关于推进职业培训包工作的通知》（人社厅发〔2016〕162号）的工作安排，我部持续组织开发培训需求量大的国家基本职业培训包，指导开发地方（行业）特色职业培训包，力争全面建立国家基本职业培训包制度，普遍应用职业培训包高质量开展各类职业培训。

职业培训包开发工作是新时期职业培训领域的一项重要基础性工作，旨在形成以综合职业能力培养为核心、以技能水平评价为导向，实现职业培训全过程管理的职业技能培训体系，这对于进一步提高培训质量，加强职业培训规范化、科学化管理，促进职业培训与就业需求的有效衔接，推行终身职业培训制度具有积极的作用。

国家基本职业培训包由指南包、课程包和资源包三个子包构成，是集培养目标、培训要求、培训内容、课程规范、考核大纲、教学资源等为一体的职业培训资源总和，是职业培训机构对劳动者开展政府补贴职业培训服务的工作规范和指南。

国家基本职业培训包遵循《职业培训包开发技术规程（试行）》的要求，依据国家职业技能标准和企业岗位技术规范，结合新经济、新产业、新职业发展编制，力求客观反映现阶段本职业（工种）的技术水平、对从业人员的要求和职业培训教学规律。

《国家基本职业培训包（指南包　课程包）——公共营养师》是由中国营养学会接受委托完成的。参加编审的主要人员有杨月欣、马爱国、王晓黎、赵丽云、何丽、张立实、蔡美琴、孙桂菊、刘兰、沈秀华、那立欣、韩磊、肖荣、常翠青、李怡婧、廖静、齐泽宇、魏九玲等，在编制过程中得到了中国营养学会、北京营养师协会、中国疾病预防控制中心、青岛大学、中营华堂教育科技（北京）有限公司等有关单位的大力支持，在此一并致谢。

人力资源社会保障部职业能力建设司

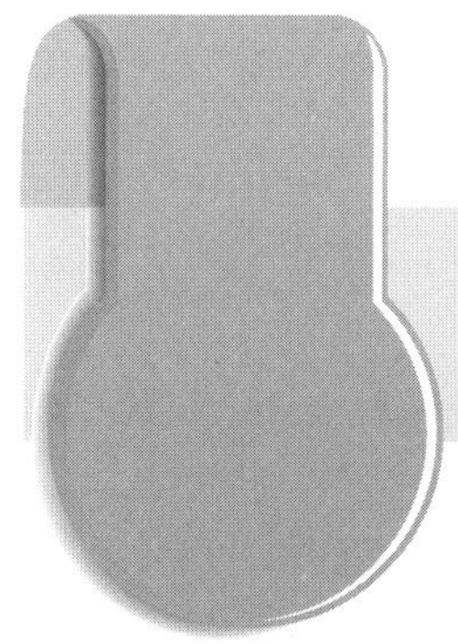

目录

1 指南包

2 课程包

附录 培训要求与课程规范对照表

1

指南包

1.1 职业培训包使用指南

1.1.1 职业培训包结构与内容

公共营养师职业培训包由指南包、课程包、资源包三个子包构成，结构如图 1 所示。

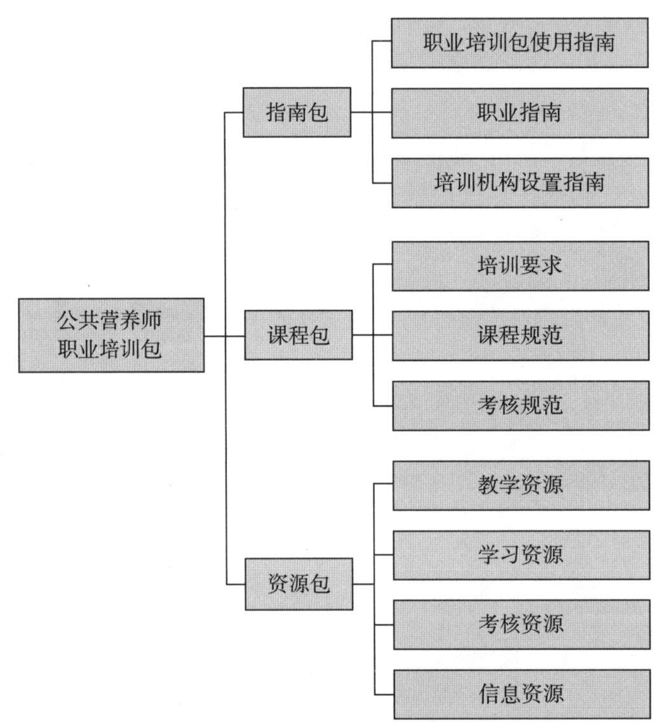

图 1　职业培训包结构图

指南包是指导培训机构、培训教师与学员开展职业培训的服务性内容总合，包括职业培训包使用指南、职业指南和培训机构设置指南。职业培训包使用指南是培训教师与学员了解职业培训包内容、选择培训课程、使用培训资源的说明性文本；职业指南是对职业信息的概述；培训机构设置指南是对培训机构开展职业培训提出的具体要求。

课程包是培训机构与教师实施职业培训、培训学员接受职业培训必须遵守的规范总合，包括培训要求、课程规范、考核规范。培训要求是参照国家职业技能标准、结合职业岗位工作实际需求制定的职业培训规范；课程规范是依据培训要求、结合职业培训教学规律，对课程设置、课堂学时、课程内容与培训方法等所做的统一规定；考核规范是针对课程规范中所规定的课程内容开发的，能够科学评价培训学员过程性学习效果与终结性培训成果的规则，是客观衡量培训学员职业基本素质与职业技能水平的标准，也是实施职业培训过程性与终结性考核的依据。

资源包是依据课程包要求，基于培训学员特征，遵循职业培训教学规律，应用先进职业培训课程理念，开发的多媒介、多形式的职业培训与考核资源总合，包括教学资源、学习资源、考核资源和信息资源。教学资源是为培训教师组织实施职业培训教学活动提供的相关资源；学习资源是为培训学员学习职业培训课程提供的相关资源；考核资源是为培训机构和教师实施职业培训考核提供的相关资源；信息资源是为培训教师和学员拓宽视野提供的体现科技进步、职业发展的相关动态资源。

1.1.2　培训课程体系介绍

公共营养师职业培训课程体系依据职业技能等级分为职业基本素质培训课程、四级 / 中级职业技能培训课程、三级 / 高级职业技能培训课程、二级 / 技师职业技能培训课程和一级 / 高级技师职业技能培训课程，每一类课程包含模块、课程和学习单元三个层级。公共营养师职业培训课程体系源自本职业培训包课程包中的课程规范，以学习单元为基础，形成职业层次清晰、内容丰富的“培训课程超市”。

公共营养师职业培训课程学时分配一览表

职业技能等级	课堂学时		其他学时	培训总学时
	职业基本素质培训课程	职业技能培训课程		
四级 / 中级	65	55	80	200
三级 / 高级	50	50	50	150
二级 / 技师	40	45	65	150
一级 / 高级技师	20	35	45	100

注：课堂学时是指培训机构开展的理论课程教学及实操课程教学的建议最低学时数，其中职业基本素质培训课程为理论知识培训课程，职业技能培训课程包含理论知识和操作技能培训课程。除课堂学时外，培训总学时还应包括岗位实习、现场观摩、自学自练等其他学时。

（1）职业基本素质培训课程

模块	课程	学习单元	课堂学时
1．职业道德	1–1　职业概述	职业认知	1
	1–2　职业道德基本知识	道德与职业道德	1
	1–3　职业守则	职业守则	1

续表

模块	课程	学习单元	课堂学时
2．医学基础知识	2–1　人体结构与生理功能	(1) 人体结构	1
		(2) 人体系统组成及生理功能	2
	2–2　食物的消化和吸收	食物消化和吸收	1
3．营养学基础知识	3–1　能量和宏量营养素	(1) 能量	1
		(2) 蛋白质	1
		(3) 脂类	1
		(4) 碳水化合物	1
	3–2　矿物质	(1) 概述	1
		(2) 常量元素	2
		(3) 微量元素	2
	3–3　维生素	(1) 概述	1
		(2) 脂溶性维生素	1
		(3) 水溶性维生素	2
	3–4　水和其他膳食成分	(1) 水	1
		(2) 植物化学物	1
		(3) 其他	1
4．各类人群营养知识	4–1　孕妇、乳母生理特点及营养需要	(1) 孕妇	1
		(2) 乳母	1
	4–2　婴幼儿生长发育及营养需要	(1) 婴儿	1
		(2) 幼儿	1
	4–3　儿童生长发育及营养需要	(1) 学龄前儿童	1
		(2) 学龄儿童	1
	4–4　老年人生理特点及营养需要	老年人	1
5．食物营养与食品安全	5–1　各类食物营养特点	(1) 植物性食物	2
		(2) 动物性食物	2
		(3) 油脂和调味品	1
		(4) 营养强化食品	1
		(5) 保健食品	1
	5–2　食谱设计与膳食管理	(1) 食谱编制	1
		(2) 膳食管理	1

续表

模块	课程	学习单元	课堂学时
5．食物营养与食品安全	5–3　各类食品卫生要求	（1）植物性食品的卫生要求	1
		（2）动物性食品的卫生要求	1
		（3）其他食品的卫生要求	1
	5–4　食源性疾病及预防	（1）食品污染及其预防	2
		（2）食物中毒及其预防	2
	5–5　餐饮食品卫生管理	（1）餐饮食品卫生管理	1
		（2）餐饮营养管理	1
6．公共营养	6–1　营养调查与评价	营养调查及评价	1
	6–2　中国居民膳食指南	（1）一般人群膳食指南	2
		（2）特定人群膳食指南	2
	6–3　膳食营养素参考摄入量	膳食营养素参考摄入量	1
	6–4　社区营养管理基础	社区营养管理	1
7．营养教育和健康促进	7–1　营养咨询和传播概论	（1）营养咨询	1
		（2）健康传播	1
		（3）营养教育	1
	7–2　膳食相关疾病的预防	（1）营养缺乏病的预防	1
		（2）膳食相关性疾病的预防	1
	7–3　营养干预和健康促进	（1）营养干预	1
		（2）社区健康促进方法	1
8．相关政策法规标准	8–1　食物营养相关法律法规	（1）营养相关的国家政策	1
		（2）营养相关的食品安全标准	1
	8–2　餐饮服务操作相关安全管理要求	餐饮服务操作相关安全管理要求	1
课堂学时合计			65

注：本表所列为三级/高级职业基本素质培训课程，其他等级职业基本素质培训课程按“公共营养师职业培训课程学时分配一览表”中相应的课堂学习要求进行必要的调整。

（2）四级/中级职业技能培训课程

模块	课程	学习单元	课堂学时
1．膳食调查和评价	1–1　食物摄入量调查	（1）膳食调查——称重法	1
		（2）食物可食部和废弃率的计算	1
		（3）食物生熟重量比值的换算	1

续表

模块	课程	学习单元	课堂学时
1．膳食调查和评价	1-1　食物摄入量调查	（4）称重记录表的使用	1
		（5）膳食中各类食物摄入量的计算	2
	1-2　营养素摄入量计算	（1）食物成分表的应用	2
		（2）一份菜肴营养素摄入量的计算	2
		（3）一日膳食中能量和主要营养素的计算	2
	1-3　膳食营养分析与评价	膳食结构分析与评价	2
2．人体营养状况测定和评价	2-1　体格测量	（1）成人身高的测量	1
		（2）成人体重的测量	1
		（3）成人腰围的测量	1
		（4）上臂围的测量	1
		（5）皮褶厚度的测量	1
	2-2　体格状况分析与评价	（1）标准体重和体质指数（BMI）的计算	1
		（2）成人消瘦、超重和肥胖的判断	2
	2-3　常见检测项目指标解读	（1）营养性贫血的判断	1
		（2）血脂异常的判断	2
		（3）血糖异常的判断	2
		（4）血压异常的判断	2
3．膳食设计和评估	3-1　食物选购和评价	（1）食物选购及储存相关知识	2
		（2）食品标签解读	1
		（3）食品营养标签解读和合理选购预包装食品	2
	3-2　食谱设计	（1）成人膳食设计	3
		（2）成人一餐食谱编制	2
		（3）成人一日食谱编制	2
		（4）食物交换份法	2
	3-3　膳食制作和指导	（1）食物烹调	1
		（2）健康烹饪方式	3

续表

模块	课程	学习单元	课堂学时
4．社区营养管理	4–1　营养与健康信息收集	（1）访谈和调查表填写	1
		（2）入户动员	1
		（3）数据资料的录入	1
	4–2　营养干预	（1）人群基本资料的计算与分析	1
		（2）普通人群运动方案设计和膳食指南准则	2
		（3）以“健康中国”为核心开展社区健康活动	2
课堂学时合计			55

（3）三级 / 高级职业技能培训课程

模块	课程	学习单元	课堂学时
1．膳食调查和评价	1–1　食物摄入量调查	（1）膳食摄入量调查——24 小时回顾法	1
		（2）膳食摄入量调查——24 小时回顾法和膳食史结合方法	1
		（3）膳食摄入量调查——记账法	1
		（4）膳食摄入量调查——称重记账法	1
		（5）食物重量的估计	1
	1–2　营养素摄入量计算	（1）营养计算管理软件的应用	2
		（2）食物和营养素摄入量计算	1
	1–3　膳食营养分析与评价	（1）膳食能量和营养素的摄入评价	1
		（2）膳食结构的评价与要点	1
2．人体营养状况测定和评价	2–1　体格测量	（1）婴幼儿体格测量	1
		（2）儿童身高和体重的监测	2
		（3）婴幼儿及儿童生长发育曲线	1
		（4）孕妇的体格测量	1

续表

模块	课程	学习单元	课堂学时
2．人体营养状况测定和评价	2–2　体格状况分析与评价	(1) 婴幼儿、儿童体格发育的评价	2
		(2) 婴幼儿、儿童发育迟缓的判断	1
		(3) 儿童、孕妇和乳母超重或肥胖的判断	2
	2–3　常见检测项目指标解读	(1) 蛋白质 – 能量营养不良判断	1
		(2) 骨软化病的判断与评价	1
		(3) 儿童佝偻病的判断与评价	1
		(4) 营养性贫血的判断	1
		(5) 锌缺乏的判断与评价	1
3．膳食设计和评估	3–1　食物选购和评价	(1) 食品添加剂的应用	1
		(2) 餐饮食品营养标识指南的应用	1
		(3) 食物营养价值分析	1
	3–2　食谱设计	(1) 确定成人主食用量	1
		(2) 确定成人副食用量	1
		(3) 成人一餐食谱编制	1
		(4) 成人一日食谱编制	1
		(5) 婴儿辅食的添加	1
		(6) 幼儿食谱的编制	1
		(7) 团餐餐饮和食谱设计	2
	3–3　膳食制作和指导	(1) 母乳喂养指导	1
		(2) 辅食制作	1
		(3) 月子餐制作	1
4．营养教育和咨询	4–1　营养教育	(1) 讲座的方法和基本技巧	1
		(2) 小组传播	1
		(3) 根据对象选择教育和沟通方式	1
	4–2　营养咨询	(1) 营养咨询的方法和技巧	1
		(2) 随访咨询和评估	1
		(3) 个别劝导	1

续表

模块	课程	学习单元	课堂学时
5．社区营养管理	5–1　营养与健康信息收集	（1）个人健康档案的建立	1
		（2）数据的初步处理和分析	1
	5–2　营养干预	（1）社区营养干预方案设计	1
		（2）运动与膳食结合的方案制定	1
		（3）身体活动水平测评	1
课堂学时合计			50

（4）二级 / 技师职业技能培训课程

模块	课程	学习单元	课堂学时
1．膳食调查和评价	1–1　食物摄入量调查	（1）食物频率法调查表的设计	2
		（2）食物频率法	1
		（3）群体膳食营养调查	1
	1–2　营养素摄入量计算	（1）个体食物频率法调查资料的计算	1
		（2）群体食物频率法调查资料的计算	1
	1–3　膳食营养分析与评价	（1）膳食资料的分析和评价	2
		（2）膳食调查报告撰写	1
2．人体营养状况测定和评价	2–1　体格测量	（1）体成分分析仪的使用方法及指标解读	1
		（2）老年人握力测量	1
		（3）体格测量的质量控制	1
	2–2　体格状况分析与评价	（1）老年人营养不良风险评估	2
		（2）运动能力和功能范围	1
	2–3　常见检测项目指标解读	（1）血液中营养相关指标的分析	2
		（2）尿液中常见指标的分析	1
		（3）老年人衰弱的识别和评估	1
3．膳食设计和评估	3–1　食物选购和评价	（1）营养强化食品的选择	1
		（2）营养素补充剂的选购	1
		（3）营养素补充剂的评价	1

续表

模块	课程	学习单元	课堂学时
3．膳食设计和评估	3–2　食谱设计	（1）老年人食谱设计	2
		（2）一周食谱的设计	1
		（3）低能量、低脂肪、低血糖生成指数食谱的设计	3
		（4）缓解便秘的膳食设计	1
	3–3　膳食制作和指导	（1）老年人饮食的制作	1
		（2）高膳食纤维膳食的制作	1
		（3）体重控制和减肥膳食指导	1
4．营养教育和咨询	4–1　营养教育	（1）营养健康教育宣传材料的制作	1
		（2）营养科普讲演和健康动员	1
	4–2　营养咨询	（1）老年人群营养状况咨询与指导	2
		（2）社区现场咨询和网络咨询	1
5．社区营养管理	5–1　营养与健康信息收集	（1）公共卫生突发事件相关知识	1
		（2）膳食与健康风险因素评估	1
		（3）社区人群营养与健康档案数据库的建立	1
	5–2　营养干预	（1）营养干预项目的数据分析	1
		（2）营养干预项目的实施方法	1
		（3）营养干预的过程评价和效果评价	1
6．培训与指导	6–1　培训	培训实施	1
	6–2　指导	实习指导方法和案例教学法	1
课堂学时合计			45

（5）一级 / 高级技师职业技能培训课程

模块	课程	学习单元	课堂学时
1．膳食调查和评价	1–1　食物摄入量调查	（1）称重法膳食调查方案制定	1
		（2）24 小时回顾法膳食调查方案和实施计划制定	1
		（3）记账法膳食调查方案制定	1
		（4）食物频率法膳食调查方案制定	1
		（5）四种膳食调查方法的质量控制要点	1

续表

模块	课程	学习单元	课堂学时
1．膳食调查和评价	1-2　营养素摄入量计算	营养监测数据分析比较	1
	1-3　膳食营养分析与评价	（1）营养监测结果评价	1
		（2）监测调查总结和报告	1
2．人体营养状况测定和评价	2-1　体格测量	体格测量的质量控制	1
	2-2　体格状况分析与评价	（1）个体营养状况综合评价	1
		（2）群体营养状况综合评价	1
	2-3　常见检测项目指标解读	（1）老年人少肌症的营养状况综合评估	1
		（2）吞咽障碍的营养状况综合评估	1
3．膳食设计和评估	3-1　食物选购和评价	（1）特殊膳食食品应用	1
		（2）营养标签制作	1
		（3）吞咽障碍用食物框架分级	1
	3-2　食谱设计	（1）高能量－蛋白质、高钙食谱的设计及营养不良人群的膳食指导	1
		（2）特殊需求人员食谱设计	1
	3-3　膳食制作和指导	（1）高尿酸血症人群的膳食要点及指导	1
		（2）吞咽困难者的膳食制作和指导	1
		（3）肌肉衰减者的膳食指导	1
4．营养教育和咨询	4-1　营养教育	（1）营养传播活动的策划与组织	1
		（2）营养教育计划设计	1
		（3）营养和食品安全教育效果评价	1
	4-2　营养咨询	（1）饮食行为矫正	1
		（2）营养咨询效果评价	1
5．社区营养管理	5-1　营养与健康信息收集	（1）抽样调查方法	1
		（2）样本量的估算	1
		（3）社区人群营养与健康档案数据库建立	1
	5-2　营养干预	（1）营养干预方案设计和实施方案的制定	1
		（2）营养干预总结报告撰写	1

续表

模块	课程	学习单元	课堂学时
6. 培训与指导	6–1　培训	(1) 公共营养师综合培训计划编制	1
		(2) 公共营养师培训讲义编写	1
	6–2　指导	(1) 示教指导	1
		(2) 公共营养师培训与教学管理	1
课堂学时合计			35

1.1.3　培训课程选择指导

职业基本素质培训课程为必修课程，相当于本职业的入门课程。各级别职业技能培训课程由培训机构教师根据培训学员实际情况，遵循高级别涵盖低级别的原则进行选择。

原则上，初入职的培训学员应学习职业基本素质培训课程和初级职业技能培训课程的全部内容，有职业技能等级提升需求的培训学员，可按照国家职业技能标准的“职业技能鉴定要求”，对照自身需求选择更高等级的培训课程。

具有一定从业经验、无职业技能等级晋升要求的培训学员，可根据自身实际情况自主选择本职业培训课程体系。具体方法为：(1) 选择课程模块；(2) 在模块中筛选课程；(3) 在课程中筛选学习单元；(4) 组合成本次培训的课程内容。

培训教师可以根据以上方法对培训学员进行单独指导。对于订单培训，培训教师可以按照如上方法，对照订单需求进行培训课程的选择。

1.2　职 业 指 南

1.2.1　职业描述

公共营养师是指从事人群或个人膳食和营养状况的评价与指导，传播营养、平衡膳食与食品安全知识，促进社会公共健康工作开展的人员。

1.2.2　职业培训对象

公共营养师职业培训的对象主要包括：城乡未继续升学的应届初高中毕业生、农村转移就业劳动者、城镇登记失业人员、转岗转业人员、退役军人、企业在职职工和高校毕业生等各类有培训需求的人员。

1.2.3 就业前景

公共营养师可以在社区、中小学、托幼机构、养老机构、大专院校、大型企事业单位及机关食堂、食品相关企业、各类饭店等进行相应的营养指导工作。

1.3 培训机构设置指南

1.3.1 师资配备要求

（1）培训教师任职基本条件

理论知识培训教师应具有营养相关专业技术中级及以上职称，技能培训教师应具有营养相关专业技术中级及以上职称或公共营养师二级 / 技师及以上职业技能等级证书。

（2）培训教师数量要求（以 40 人培训班为基准）

1）理论课教师：1 人以上，培训规模超过 40 人的，按教师与学员比不低于 1：40 配备教师。

2）实习指导教师：1 人以上，培训规模超过 40 人的，按教师与学员比不低于 1：20 配备教师。

1.3.2 培训场所设备配置要求

培训场所设备配置要求如下（以 40 人培训班为基准）。

（1）理论知识培训场所设备配置要求：100～150 平方米标准教室，多媒体教学设备（计算机、投影仪、幕布或显示屏、网络接入设备、音响设备）、黑（白）板、40 套以上桌椅，符合照明、通风、安全等相关规定。

（2）操作技能培训场所设备配置要求：实习工位充足，设备设施配套齐全，符合环保、劳保、安全、卫生、消防、通风和照明等相关规定及安全规程。

操作技能培训相关用具、设备及其他物品、材料等的配置要求如下。

序号	用具、设备及其他物品、材料	数量或规格说明	等级			
			四级 / 中级	三级 / 高级	二级 / 技师	一级 / 高级技师
1	称重法调查表	40 套	√	√	√	√
2	24 小时记录法调查表	40 套	√	√	√	√
3	食物频率法调查表	40 套	√	√	√	√
4	记账法调查表	40 套	√	√	√	√
5	食物秤	40 套	√	√	√	√
6	计算器	40 套	√	√	√	√
7	《中国食物成分表》	40 本	√	√	√	√
8	《中国居民膳食营养素参考摄入量速查手册(2013 版)》	40 本	√	√	√	√
9	体重秤	2 个	√	√	√	√
10	身高计	2 个	√	√	√	√
11	软尺	40 个	√	√	√	√
12	皮褶厚度计	10 个	√	√	√	√
13	生长发育曲线表	40 套		√	√	√
14	卧式量床	2 个		√	√	√
15	婴儿体重秤	2 个		√	√	√
16	握力计	10 个			√	√
17	体成分分析仪	1 个			√	√
18	营养不良风险筛查表	40 套			√	√
19	血压计	10 个	√	√	√	√
20	食物模型	2 套	√	√	√	√
21	一般烹饪用具	2 套	√	√	√	√
22	婴儿模型	2 个		√	√	√

1.3.3 教学资料配备要求

（1）培训规范：《公共营养师国家职业技能标准》《公共营养师职业基本素质培训要求》《公共营养师职业技能培训要求》《公共营养师职业基本素质培训课程规范》《公共营养师职业技能培训课程规范》《公共营养师职业基本素质培训考核规范》《公共营养师职业技能培训理论知识考核规范》《公共营养师职业技能培训操作技能考核规范》。

（2）教学资源、教材教辅、网络资源等内容必须符合“（1）培训规范”。

1.3.4 管理人员配备要求

（1）专职校长：1人，应具有大专及以上文化程度、中级及以上专业技术职务任职资格，从事职业教育及教学管理5年以上，熟悉职业培训的有关法律、法规。

（2）教学管理人员：1人以上，专职人员不少于1人；应具有大专及以上文化程度、中级及以上专业技术职务任职资格，从事职业教育及教学管理3年以上，具有丰富的教学管理经验。

（3）办公室人员：1人以上，应具有大专及以上文化程度。

（4）财务管理人员：2人，应具有大专及以上文化程度及财会人员从业资格证书。

1.3.5 管理制度要求

培训机构应建立健全完备的管理制度，包括办学章程与发展规划、教学管理、教师管理、学员管理、财务管理、设备管理、安全管理等制度。

2

课程包

2.1 培训要求

2.1.1 职业基本素质培训要求

职业基本素质模块	培训内容	培训细目
1．职业道德	1-1 职业概述	（1）公共营养师行业简介 （2）公共营养师的工作内容
	1-2 职业道德基本知识	（1）道德 （2）职业道德 （3）公共营养师职业道德规范
	1-3 职业守则	职业守则
2．医学基础知识	2-1 人体结构与生理功能	（1）人体结构 （2）人体系统组成及生理功能
	2-2 食物的消化和吸收	（1）食物的消化 （2）食物的吸收
3．营养学基础知识	3-1 能量和宏量营养素	（1）能量 （2）蛋白质 （3）脂类 （4）碳水化合物
	3-2 矿物质	（1）常量元素 （2）微量元素
	3-3 维生素	（1）脂溶性维生素 （2）水溶性维生素
	3-4 水和其他膳食成分	（1）水 （2）植物化学物 （3）其他
4．各类人群营养知识	4-1 孕妇、乳母生理特点及营养需要	（1）孕妇的生理特点及营养需要 （2）乳母的生理特点及营养需要
	4-2 婴幼儿生长发育及营养需要	（1）婴儿的生理特点及营养需要 （2）幼儿的生理特点及营养需要
	4-3 儿童生长发育及营养需要	（1）学龄前儿童的生理特点及营养需要 （2）学龄儿童的生理特点及营养需要

续表

职业基本素质模块	培训内容	培训细目
4．各类人群营养知识	4-4　老年人生理特点及营养需要	老年人生理特点及营养需要
5．食物营养与食品安全	5-1　各类食物营养特点	（1）植物性食物的营养特点 （2）动物性食物的营养特点 （3）油脂和调味品的营养特点 （4）营养强化食品的营养特点 （5）保健食品的营养特点
	5-2　食谱设计与膳食管理	（1）食谱编制 （2）膳食管理
	5-3　各类食品卫生要求	（1）植物性食品卫生要求 （2）动物性食品卫生要求 （3）其他食品卫生要求
	5-4　食源性疾病及预防	（1）食品污染及其预防 （2）食物中毒及其预防
	5-5　餐饮食品卫生管理	（1）餐饮食品卫生管理 （2）餐饮营养管理
6．公共营养	6-1　营养调查与评价	营养调查与评价的方法
	6-2　中国居民膳食指南	（1）一般人群的膳食指南 （2）特定人群的膳食指南
	6-3　膳食营养素参考摄入量	膳食营养素参考摄入量的基础知识与应用
	6-4　社区营养管理基础	社区营养管理
7．营养教育和健康促进	7-1　营养咨询和传播概论	（1）营养咨询 （2）健康传播 （3）营养教育
	7-2　膳食相关疾病的预防	（1）营养缺乏病的预防 （2）膳食相关性疾病的预防
	7-3　营养干预和健康促进	（1）营养干预 （2）社区健康促进方法
8．相关政策法规标准	8-1　食物营养相关法律法规	食物营养相关法律法规
	8-2　餐饮服务操作相关安全管理要求	餐饮服务操作相关安全管理要求

2.1.2 四级 / 中级职业技能培训要求

职业功能模块	培训内容	技能目标	培训细目
1．膳食调查和评价	1-1 食物摄入量调查	1-1-1 能对食物进行称量	（1）食物秤的使用方法及食物称重 （2）食物的可食部和废弃率 （3）食物的生熟重量比值
		1-1-2 能记录每种食物量和用餐人次	（1）称重记录表的设计 （2）称重记录表的使用
		1-1-3 能计算每人每日食物摄入量	各类食物的摄入量计算
	1-2 营养素摄入量计算	1-2-1 能查阅食物成分表	（1）食物成分表的基本内容 （2）食物成分表的使用方法
		1-2-2 能进行食物营养素含量计算	（1）菜肴原料的记录 （2）菜肴原料营养成分的查询 （3）菜肴营养素含量计算
		1-2-3 能计算每人每日膳食能量和营养素摄入量	（1）膳食能量的计算方法 （2）膳食营养素的计算方法
	1-3 膳食营养分析与评价	1-3-1 能根据《中国居民膳食指南》进行食物分类	（1）膳食模式 （2）膳食结构的分析与评价
		1-3-2 能对膳食组成进行分析、评价	
2．人体营养状况测定和评价	2-1 体格测量	2-1-1 能测量身高	身高的测量
		2-1-2 能测量体重	体重的测量
		2-1-3 能测量腰围	腰围的测量
		2-1-4 能测量上臂围和皮褶厚度	（1）上臂围的测量 （2）皮褶厚度的测量
	2-2 体格状况分析与评价	2-2-1 能计算标准体重和体质指数（BMI）	（1）标准体重的计算和应用 （2）BMI 的计算和应用
		2-2-2 能判断成人消瘦、超重和肥胖	（1）消瘦的判断方法及改善建议 （2）超重和肥胖的判断方法及改善建议
	2-3 常见检测项目指标解读	2-3-1 能根据化验结果判断血红蛋白状况	（1）营养性贫血的症状及体征 （2）营养性贫血的判断与评价
		2-3-2 能根据化验结果判断血脂状况	（1）血脂测定值的判断与分析 （2）血脂异常的临床分类和治疗目标

续表

职业功能模块	培训内容	技能目标	培训细目
2．人体营养状况测定和评价	2-3　常见检测项目指标解读	2-3-3　能根据化验结果判断血糖状况	血糖测定值的判断与分析
		2-3-4　能解读血压测量数据	（1）血压的测量 （2）血压值的判断
3．膳食设计和评估	3-1　食物选购和评价	3-1-1　能合理选购和储存食物	（1）合理选择食物 （2）正确储存食物
		3-1-2　能解读预包装食品标签	预包装食品标签的基本内容和解读
		3-1-3　能解读营养标签	营养标签的基本内容和解读
		3-1-4　能合理选购预包装食品	预包装食品合理选购
	3-2　食谱设计	3-2-1　能根据《中国居民膳食指南》设计健康成人一日食谱	（1）成人膳食设计 （2）成人食谱编制
		3-2-2　能应用食物交换份法调整食谱	（1）食物交换份法的原则 （2）食物交换份法的使用
	3-3　膳食制作和指导	3-3-1　能选用合理方法烹调食物	（1）烹调方法对食物颜色、味道的影响 （2）烹调方法对食物营养素的影响
		3-3-2　能示范减盐、减油和减糖烹调	（1）指导居民减盐的策略 （2）指导居民减油的策略 （3）指导居民减糖的策略
4．社区营养管理	4-1　营养与健康信息收集	4-1-1　能填写营养和健康信息表	（1）居民健康档案管理服务规范 （2）访谈技巧
		4-1-2　能组织动员社区居民和人员登记	社区动员与访谈技巧
		4-1-3　能使用相关工具录入信息	数据录入及管理软件使用
	4-2　营养干预	4-2-1　能计算人群营养缺乏病发病率和患病率	（1）计量资料和计数资料概念 （2）发病率、患病率的概念及计算
		4-2-2　能制定或执行群众性运动方案	（1）运动类别 （2）运动安全注意事项 （3）一般人群膳食指南
		4-2-3　能组织社区健康活动	组织动员方法

2.1.3 三级 / 高级职业技能培训要求

职业功能模块	培训内容	技能目标	培训细目
1. 膳食调查和评价	1-1 食物摄入量调查	1-1-1 能用24小时回顾法进行食物摄入量调查	(1) 24小时回顾法的原理及实施方法 (2) 24小时回顾法调查的实施要点 (3) 24小时回顾法和膳食史结合方法的原理和实施要点
		1-1-2 能用记账法进行人群食物消耗量调查	(1) 记账法的原理 (2) 记账法的实施要点 (3) 称重记账法的实施方法
		1-1-3 能将食物份量和重量换算	(1) 常见食物份量 (2) 食物份量、重量换算
	1-2 营养素摄入量计算	1-2-1 能应用营养计算管理软件	营养计算管理软件的选择
		1-2-2 能应用软件计算食物和营养素摄入量	计算食物和营养素摄入量
		1-2-3 能用24小时回顾法资料计算食物和营养素摄入量	24小时回顾法的膳食营养素摄入量计算
	1-3 膳食营养分析与评价	1-3-1 能判断膳食能量和营养素是否满足需要	《中国居民膳食营养素参考摄入量》的应用
		1-3-2 能对优质蛋白质的比例、三大产能营养素的供能比进行分析和评价	(1) 产能营养素食物来源分布计算 (2) 三餐提供能量比例计算 (3) 膳食结构的分析与评价
		1-3-3 能对个人膳食进行评价并提出建议	
2. 人体营养状况测定和评价	2-1 体格测量	2-1-1 能测量婴幼儿身长或身高、体重、头围	(1) 卧式标准量床的使用 (2) 婴幼儿体格测量方法及意义
		2-1-2 能监测儿童的身高和体重	(1) 儿童身高和体重监测实施方法及意义 (2) 儿童身高和体重监测质量控制 (3) 儿童身高和体重监测指标
		2-1-3 能绘制婴幼儿及儿童的生长发育曲线	(1) 生长发育曲线定义 (2) 生长发育曲线绘制
		2-1-4 能进行孕妇的体格测量	(1) 孕妇体格测量指标及意义 (2) 孕妇体重监测参考值

续表

职业功能模块	培训内容	技能目标	培训细目
2. 人体营养状况测定和评价	2-2　体格状况分析与评价	2-2-1　能判断婴幼儿和儿童的生长发育状况	（1）婴幼儿、儿童体格测量指标 （2）婴幼儿、儿童生长发育状态评价标准 （3）群体生长发育状态评价标准
		2-2-2　能识别婴幼儿和儿童发育迟缓	（1）生长发育迟缓与体重不足的判断 （2）其他参考指标（心理行为发育、运动发育） （3）发育迟缓影响因素
		2-2-3　能判断儿童、孕妇和乳母超重或肥胖	（1）儿童超重或肥胖的判断方法及改善建议 （2）孕妇、乳母超重或肥胖的判断方法及改善建议
	2-3　常见检测项目指标解读	2-3-1　能识别蛋白质－能量营养不良	（1）蛋白质－能量营养不良症状与体征 （2）蛋白质－能量营养不良分类
		2-3-2　能判断维生素D、钙营养状况	（1）骨软化病的判定与评价 （2）儿童佝偻病的判断与评价
		2-3-3　能判断铁、锌营养状况	（1）铁缺乏的判断与评价 （2）锌缺乏的判断与评价
3. 膳食设计和评估	3-1　食物选购和评价	3-1-1　能解读食品原料和食品添加剂	（1）食品添加剂的类别 （2）食品添加剂的作用 （3）食品添加剂的使用原则
		3-1-2　能制作餐饮食品营养标识	（1）菜肴营养成分计算 （2）餐饮食品营养标识制作要点
		3-1-3　能进行食物营养价值分析	（1）食物能量密度评价 （2）蛋白质评价 （3）碳水化合物评价 （4）脂肪评价
	3-2　食谱设计	3-2-1　能应用计算法编制食谱和评价食谱	（1）食谱编制原则和方法 （2）能量确定 （3）三大营养素供能比确定
		3-2-2　能设计辅食和幼儿食谱	（1）婴儿辅食的添加 （2）幼儿食谱的编制
		3-2-3　能设计团餐食谱	（1）团餐食谱设计的原则 （2）群体配餐的基本要求

续表

<table>
<tr><th>职业功能模块</th><th>培训内容</th><th>技能目标</th><th>培训细目</th></tr>
<tr><td rowspan="3">3．膳食设计和评估</td><td rowspan="3">3–3　膳食制作和指导</td><td>3–3–1　能指导母乳喂养</td><td>（1）母乳喂养原则
（2）母乳喂养的具体操作
（3）母乳喂养的特殊问题处理及预防
（4）乳母膳食要点</td></tr>
<tr><td>3–3–2　能制作婴幼儿辅食</td><td>辅食制作方法</td></tr>
<tr><td>3–3–3　能制作月子餐</td><td>月子餐制作</td></tr>
<tr><td rowspan="6">4．营养教育和咨询</td><td rowspan="3">4–1　营养教育</td><td>4–1–1　能采用讲座的方式开展营养教育</td><td>讲座方法与基本技巧</td></tr>
<tr><td>4–1–2　能组织小组活动，开展营养教育</td><td>小组讨论方法与基本技巧</td></tr>
<tr><td>4–1–3　能进行营养知识的大众传播</td><td>根据对象确定营养教育内容、语言表达方式、教具</td></tr>
<tr><td rowspan="3">4–2　营养咨询</td><td>4–2–1　能开展面对面的营养咨询</td><td>（1）营养咨询的基本知识
（2）营养咨询的语言和非语言技巧</td></tr>
<tr><td>4–2–2　能进行随访调查咨询和评估</td><td>随访咨询的概念与技术要点</td></tr>
<tr><td>4–2–3　能对咨询对象进行个体指导和追踪</td><td>个别劝导的基本理论和技巧</td></tr>
<tr><td rowspan="5">5．社区营养管理</td><td rowspan="2">5–1　营养与健康信息收集</td><td>5–1–1　能完成营养和健康档案</td><td>（1）个人健康档案的内容
（2）个人健康档案的建立</td></tr>
<tr><td>5–1–2　能进行数据的初步处理和分析</td><td>数据初步处理</td></tr>
<tr><td rowspan="3">5–2　营养干预</td><td>5–2–1　能参与社区营养干预的实施</td><td>（1）社区常见营养问题及预防
（2）社区营养干预内容及方法
（3）社区营养干预注意事项</td></tr>
<tr><td>5–2–2　能设计并实施身体活动和膳食结合干预方案</td><td>（1）常见运动项目及注意事项
（2）运动与健康的关系</td></tr>
<tr><td>5–2–3　能估算运动量和运动强度</td><td>（1）常见的运动类型
（2）运动量和运动强度测评</td></tr>
</table>

2.1.4 二级 / 技师职业技能培训要求

职业功能模块	培训内容	技能目标	培训细目
1．膳食调查和评价	1–1 食物摄入量调查	1–1–1 能用食物频率法进行膳食调查	（1）食物频率法调查表设计的相关知识 （2）食物频率法的特点和技术要点
		1–1–2 能开展群体膳食营养调查	群体膳食营养调查的方法和技术要点
	1–2 营养素摄入量计算	1–2–1 能用频率法资料计算食物和营养素摄入量	个体食物频率法膳食营养素摄入量计算
		1–2–2 能计算群体膳食营养素摄入量	群体食物频率法膳食营养素摄入量计算
	1–3 膳食营养分析与评价	1–3–1 能对群体的膳食能量和营养素摄入状况进行分析和评价	群体膳食能量和营养素摄入状况分析和评价
		1–3–2 能撰写群体评价报告	群体膳食调查报告的写作基本步骤和内容
2．人体营养状况测定和评价	2–1 体格测量	2–1–1 能应用体成分分析仪	（1）体成分分析的指标和意义 （2）体成分分析仪使用方法
		2–1–2 能测量握力	（1）老人握力测量的指标和意义 （2）老人握力测量仪使用方法
		2–1–3 能进行体格测量的校正和核准	体格测量质量控制
	2–2 体格状况分析与评价	2–2–1 能评估老年人营养不良风险	（1）营养不良、营养不良风险的定义 （2）营养不良的评估方法及结果判定（WHO 判断标准）
		2–2–2 能对个人的运动能力进行评估	个人运动能力评估的方法及要点
	2–3 常见检测项目指标解读	2–3–1 能判断营养相关血液指标是否正常	营养相关血液指标的解读
		2–3–2 能判断营养相关尿液指标是否正常	营养相关尿液指标的分析
		2–3–3 能识别和评估老年人衰弱	老年人衰弱的识别和评估

续表

职业功能模块	培训内容	技能目标	培训细目
3．膳食设计和评估	3-1　食物选购和评价	3-1-1　能评价和选购特殊类食品	营养强化食品的选择和评价
		3-1-2　能评价和选购膳食营养素补充剂	营养素补充剂相关知识
	3-2　食谱设计	3-2-1　能设计老年人一周食谱	（1）老年人群食谱设计原则 （2）老年人食谱制定方法 （3）一周食谱设计的原则和方法
		3-2-2　能设计低能量、低脂肪、低血糖生成指数等调整膳食的食谱	（1）低能量、低脂肪、低血糖生成指数食物来源 （2）高血脂、高血糖、肥胖人群的膳食指导知识
		3-2-3　能编制缓解便秘的一周食谱	（1）高膳食纤维食物来源 （2）膳食纤维推荐摄入量
	3-3　膳食制作和指导	3-3-1　能制作老年餐	（1）老年人常见营养问题 （2）老年人饮食制作方法
		3-3-2　能制作高纤维膳食	（1）高纤维膳食的制作 （2）益生元和益生菌的使用
		3-3-3　能设计体重管理方案	（1）超重、肥胖的原因 （2）减肥膳食指导原则和类型
4．营养教育和咨询	4-1　营养教育	4-1-1　能制作营养健康传播材料	（1）营养宣传材料的分类 （2）营养宣传材料的制作和使用原则 （3）营养宣传材料的预实验和评价
		4-1-2　能进行膳食营养科普讲演和健康动员	（1）讲演的基本步骤和要领 （2）讲演的原则和技巧 （3）健康动员的方法
	4-2　营养咨询	4-2-1　能完成老年群体营养咨询和指导	老年人群营养咨询、指导方法和要点
		4-2-2　能开展社区现场咨询和网络咨询	社区现场咨询、网络咨询的形式和技巧

续表

职业功能模块	培训内容	技能目标	培训细目
5．社区营养管理	5-1 营养与健康信息收集	5-1-1 能收集营养与健康相关突发和特殊事件的信息并上报	（1）营养与健康相关突发公共卫生事件信息收集 （2）营养与健康相关突发公共卫生事件信息上报
		5-1-2 能进行健康相关危险因素初步分析	膳食与健康风险因素评估
		5-1-3 能建立营养与健康档案数据库	营养与健康档案数据库的建立
	5-2 营养干预	5-2-1 能对营养干预项目的数据进行初步分析和评价	营养干预项目的数据分析方法
		5-2-2 能组织干预项目的实施	（1）营养干预的形成评价与过程评价 （2）营养干预的效果评价
		5-2-3 能参与营养干预的过程评价和效果评价	
6．培训与指导	6-1 培训	能培训四级／中级工、三级／高级工	常见培训教学法
	6-2 指导	能指导四级／中级工、三级／高级工进行业务学习	实习指导方法、案例教学法的介绍和实施

2.1.5 一级／高级技师职业技能培训要求

职业功能模块	培训内容	技能目标	培训细目
1．膳食调查和评价	1-1 食物摄入量调查	1-1-1 能设计四种膳食调查方案	（1）称重法设计
			（2）24 小时回顾法设计
			（3）记账法设计
			（4）食物频率法设计
		1-1-2 能进行膳食调查质量控制	膳食调查的质量控制要点和技能
	1-2 营养素摄入量计算	能对长期多次营养监测数据进行分析、比较	（1）营养监测基本知识 （2）前后数据对比分析要点

续表

职业功能模块	培训内容	技能目标	培训细目
1. 膳食调查和评价	1-3　膳食营养分析与评价	1-3-1　能对监测结果进行评价和建议	（1）膳食结构与健康相关知识 （2）营养监测结果评价
		1-3-2　能进行监测调查总结和报告	监测调查报告内容和格式要求
2. 人体营养状况测定和评价	2-1　体格测量	能进行体格测量的质量控制	体格测量质量控制相关知识
	2-2　体格状况分析与评价	能根据膳食调查、体格测量、实验室检查结果进行综合分析与评估	体格状况综合评价内容和方法
	2-3　常见检测项目指标解读	2-3-1　能识别肌肉衰减	（1）老年人少肌症的定义 （2）老年人少肌症的判断方法
		2-3-2　能对进食能力进行评估	（1）吞咽障碍的定义 （2）吞咽障碍的诊断
3. 膳食设计和评估	3-1　食物选购和评价	3-1-1　能选购和识别特殊膳食食品	（1）特殊膳食用食品的定义和分类 （2）特殊膳食用食品国家标准
		3-1-2　能制作食品营养标签	（1）营养成分的计算与标示要求 （2）营养声称相关知识
		3-1-3　能对食物特征和稠度等级进行判断	吞咽障碍食品质构调整及食品分级
	3-2　食谱设计	3-2-1　能设计营养改善相关食谱	（1）高能量、高蛋白质、高钙食物来源 （2）蛋白质－能量营养不良、钙缺乏和骨质疏松人群的膳食指导知识 （3）营养改善的原则和相关指标
		3-2-2　能设计特殊需求人员食谱	（1）高尿酸血症人群的食谱设计 （2）高胆固醇血症人群的食谱设计

续表

职业功能模块	培训内容	技能目标	培训细目
3．膳食设计和评估	3–3　膳食制作和指导	3–3–1　能指导高尿酸血症人群的膳食	（1）高尿酸血症人群的膳食制作要点 （2）高尿酸血症人群的膳食指导
		3–3–2　能为吞咽障碍者进行指导和制作饮食	（1）吞咽困难者的膳食制作要点 （2）吞咽困难者的吞咽康复训练
4．营养教育和咨询	4–1　营养教育	4–1–1　能参与策划和组织营养传播活动	健康传播活动的组织和策划技巧
		4–1–2　能设计和审定营养教育方案	营养教育计划设计方法及效果评价
	4–2　营养咨询	4–2–1　能进行饮食行为评估和矫正	饮食行为相关知识
		4–2–2　能对营养咨询效果进行评估	营养咨询效果评价方法
5．社区营养管理	5–1　营养与健康信息收集	5–1–1　能根据预算确定目标人群和样本量	（1）抽样调查方法 （2）样本量估算方法
		5–1–2　能制定营养与健康档案管理制度	档案管理相关知识
	5–2　营养干预	5–2–1　能制定营养干预方案	营养干预措施的选择
		5–2–2　能完成干预项目的总结报告和评估	营养干预总结和评估报告撰写
6．培训与指导	6–1　培训	6–1–1　能编制公共营养师综合培训计划	综合培训计划的编制方法
		6–1–2　能培训二级 / 技师	培训讲义的编写方法
		6–1–3　能编写培训讲义	
	6–2　指导	能对二级 / 技师进行业务指导	（1）示教方法 （2）教学管理的关键环节

2.2 课程规范

2.2.1 职业基本素质培训课程规范

<table>
<tr><th>模块</th><th>课程</th><th>学习单元</th><th>课程内容</th><th>培训建议</th><th>课堂学时</th></tr>
<tr><td rowspan="9">1．职业道德</td><td rowspan="2">1-1 职业概述</td><td rowspan="2">职业认知</td><td>1）公共营养师行业概述
①职业定义
②职业简介</td><td rowspan="2">（1）方法：讲授法、案例教学法
（2）重点与难点：职业定义</td><td rowspan="2">1</td></tr>
<tr><td>2）公共营养师的工作内容</td></tr>
<tr><td rowspan="3">1-2 职业道德基本知识</td><td rowspan="3">道德与职业道德</td><td>1）道德
①道德的概述
②道德的特点
③道德的作用</td><td rowspan="3">（1）方法：讲授法、案例教学法
（2）重点与难点：职业道德</td><td rowspan="3">1</td></tr>
<tr><td>2）职业道德
①职业道德的概念
②职业道德的特征
③职业道德的社会作用
④社会主义职业道德的核心思想和指导原则</td></tr>
<tr><td>3）社会主义职业道德的基本规范</td></tr>
<tr><td rowspan="4">1-3 职业守则</td><td rowspan="4">职业守则</td><td>1）遵纪守法，诚实守信，团结协作</td><td rowspan="4">（1）方法：讲授法、案例教学法
（2）重点与难点：职业守则</td><td rowspan="4">1</td></tr>
<tr><td>2）忠于职守，爱岗敬业，钻研业务</td></tr>
<tr><td>3）认真负责，服务于民，平等待人</td></tr>
<tr><td>4）科学求实，精益求精，开拓创新</td></tr>
</table>

续表

模块	课程	学习单元	课程内容	培训建议	课堂学时
2．医学基础知识	2-1 人体结构与生理功能	（1）人体结构	1）细胞	（1）方法：讲授法 （2）重点与难点：细胞和组织	1
			2）组织		
			3）系统		
		（2）人体系统组成及生理功能	1）消化系统	（1）方法：讲授法 （2）重点与难点：消化系统、循环系统和免疫系统	2
			2）运动系统		
			3）呼吸系统		
			4）循环系统		
			5）免疫系统		
			6）其他系统		
	2-2 食物的消化和吸收	食物消化和吸收	1）口腔内消化	（1）方法：讲授法、案例教学法 （2）重点与难点：小肠内消化和吸收	1
			2）胃内消化和吸收		
			3）小肠内消化和吸收		
			4）大肠内消化和吸收		
3．营养学基础知识	3-1 能量和宏量营养素	（1）能量	1）能量概念及单位	（1）方法：讲授法、案例教学法 （2）重点与难点：能量来源、能量消耗及能量膳食参考摄入量	1
			2）能量来源		
			3）能量消耗		
			4）能量需要量及膳食参考摄入量		
			5）能量的食物来源		
		（2）蛋白质	1）蛋白质的组成	（1）方法：讲授法、案例教学法 （2）重点与难点：蛋白质及氨基酸的分类、食物蛋白质营养评价、蛋白质互补作用、蛋白质参考摄入量及食物来源、蛋白质营养状况评价	1
			2）氨基酸的分类		
			3）蛋白质的分类		
			4）蛋白质的消化、吸收和代谢		
			5）蛋白质的生理功能		
			6）食物蛋白质的营养评价		
			7）蛋白质互补作用		
			8）蛋白质参考摄入量及食物来源		
			9）蛋白质营养状况评价		

续表

模块	课程	学习单元	课程内容	培训建议	课堂学时
3．营养学基础知识	3–1 能量和宏量营养素	（3）脂类	1）脂类的组成和分类	（1）方法：讲授法、案例教学法 （2）重点与难点：脂类的分类、膳食脂肪参考摄入量及食物来源	1
			2）脂类的消化吸收		
			3）脂类的生理功能		
			4）膳食脂肪参考摄入量及食物来源		
		（4）碳水化合物	1）碳水化合物的分类	（1）方法：讲授法、案例教学法 （2）重点与难点：碳水化合物的分类、血糖生成指数、膳食碳水化合物的膳食参考摄入量及食物来源	1
			2）碳水化合物的消化吸收		
			3）碳水化合物的生理功能		
			4）血糖生成指数		
			5）膳食碳水化合物的膳食参考摄入量及食物来源		
	3–2 矿物质	（1）概述	1）矿物质的定义	（1）方法：讲授法、案例教学法 （2）重点与难点：矿物质的分类和特点	1
			2）矿物质的分类		
			3）矿物质的特点		
		（2）常量元素	1）钙	（1）方法：讲授法、案例教学法 （2）重点与难点：钙、镁、钾、钠	2
			2）磷		
			3）镁		
			4）钾		
			5）钠		
		（3）微量元素	1）铁	（1）方法：讲授法、案例教学法 （2）重点与难点：铁、锌、碘、硒	2
			2）锌		
			3）碘		
			4）硒		
	3–3 维生素	（1）概述	1）维生素的定义	（1）方法：讲授法、案例教学法 （2）重点与难点：维生素的分类和特点	1
			2）维生素的分类		
			3）维生素的特点		
		（2）脂溶性维生素	1）维生素 A	（1）方法：讲授法、案例教学法 （2）重点与难点：维生素 A、维生素 D、维生素 E	1
			2）维生素 D		
			3）维生素 E		
			4）维生素 K		

续表

模块	课程	学习单元	课程内容	培训建议	课堂学时
3．营养学基础知识	3–3 维生素	（3）水溶性维生素	1）维生素 B_1	（1）方法：讲授法、案例教学法 （2）重点与难点：维生素 B_1、维生素 B_2、烟酸、叶酸、维生素 C	2
3．营养学基础知识	3–3 维生素	（3）水溶性维生素	2）维生素 B_2	（1）方法：讲授法、案例教学法 （2）重点与难点：维生素 B_1、维生素 B_2、烟酸、叶酸、维生素 C	2
3．营养学基础知识	3–3 维生素	（3）水溶性维生素	3）维生素 B_6	（1）方法：讲授法、案例教学法 （2）重点与难点：维生素 B_1、维生素 B_2、烟酸、叶酸、维生素 C	2
3．营养学基础知识	3–3 维生素	（3）水溶性维生素	4）维生素 B_{12}	（1）方法：讲授法、案例教学法 （2）重点与难点：维生素 B_1、维生素 B_2、烟酸、叶酸、维生素 C	2
3．营养学基础知识	3–3 维生素	（3）水溶性维生素	5）烟酸	（1）方法：讲授法、案例教学法 （2）重点与难点：维生素 B_1、维生素 B_2、烟酸、叶酸、维生素 C	2
3．营养学基础知识	3–3 维生素	（3）水溶性维生素	6）叶酸	（1）方法：讲授法、案例教学法 （2）重点与难点：维生素 B_1、维生素 B_2、烟酸、叶酸、维生素 C	2
3．营养学基础知识	3–3 维生素	（3）水溶性维生素	7）维生素 C	（1）方法：讲授法、案例教学法 （2）重点与难点：维生素 B_1、维生素 B_2、烟酸、叶酸、维生素 C	2
3．营养学基础知识	3–4 水和其他膳食成分	（1）水	1）水在体内的分布	（1）方法：讲授法、案例教学法 （2）重点与难点：水的缺乏和水的平衡	1
3．营养学基础知识	3–4 水和其他膳食成分	（1）水	2）水的生理功能	（1）方法：讲授法、案例教学法 （2）重点与难点：水的缺乏和水的平衡	1
3．营养学基础知识	3–4 水和其他膳食成分	（1）水	3）水的缺乏	（1）方法：讲授法、案例教学法 （2）重点与难点：水的缺乏和水的平衡	1
3．营养学基础知识	3–4 水和其他膳食成分	（1）水	4）水的需要量及影响因素	（1）方法：讲授法、案例教学法 （2）重点与难点：水的缺乏和水的平衡	1
3．营养学基础知识	3–4 水和其他膳食成分	（2）植物化学物	1）植物化学物的概念及分类	（1）方法：讲授法、案例教学法 （2）重点与难点：植物化学物的概念、分类和功能，类胡萝卜素，黄酮类化合物	1
3．营养学基础知识	3–4 水和其他膳食成分	（2）植物化学物	2）植物化学物的生物活性	（1）方法：讲授法、案例教学法 （2）重点与难点：植物化学物的概念、分类和功能，类胡萝卜素，黄酮类化合物	1
3．营养学基础知识	3–4 水和其他膳食成分	（2）植物化学物	3）类胡萝卜素	（1）方法：讲授法、案例教学法 （2）重点与难点：植物化学物的概念、分类和功能，类胡萝卜素，黄酮类化合物	1
3．营养学基础知识	3–4 水和其他膳食成分	（2）植物化学物	4）黄酮类化合物	（1）方法：讲授法、案例教学法 （2）重点与难点：植物化学物的概念、分类和功能，类胡萝卜素，黄酮类化合物	1
3．营养学基础知识	3–4 水和其他膳食成分	（2）植物化学物	5）皂苷类化合物	（1）方法：讲授法、案例教学法 （2）重点与难点：植物化学物的概念、分类和功能，类胡萝卜素，黄酮类化合物	1
3．营养学基础知识	3–4 水和其他膳食成分	（3）其他	1）辅酶 Q	（1）方法：讲授法、案例教学法 （2）重点与难点：辅酶 Q、硫辛酸	1
3．营养学基础知识	3–4 水和其他膳食成分	（3）其他	2）硫辛酸	（1）方法：讲授法、案例教学法 （2）重点与难点：辅酶 Q、硫辛酸	1
3．营养学基础知识	3–4 水和其他膳食成分	（3）其他	3）褪黑素	（1）方法：讲授法、案例教学法 （2）重点与难点：辅酶 Q、硫辛酸	1
4．各类人群营养知识	4–1 孕妇、乳母生理特点及营养需要	（1）孕妇	1）孕期的生理特点	（1）方法：讲授法、案例教学法 （2）重点与难点：孕期的营养需要	1
4．各类人群营养知识	4–1 孕妇、乳母生理特点及营养需要	（1）孕妇	2）孕期的营养需要	（1）方法：讲授法、案例教学法 （2）重点与难点：孕期的营养需要	1
4．各类人群营养知识	4–1 孕妇、乳母生理特点及营养需要	（2）乳母	1）哺乳期的生理特点	（1）方法：讲授法、案例教学法 （2）重点与难点：哺乳期的营养需要	1
4．各类人群营养知识	4–1 孕妇、乳母生理特点及营养需要	（2）乳母	2）哺乳期的营养需要	（1）方法：讲授法、案例教学法 （2）重点与难点：哺乳期的营养需要	1
4．各类人群营养知识	4–2 婴幼儿生长发育及营养需要	（1）婴儿	1）婴儿的生理特点	（1）方法：讲授法、案例教学法 （2）重点与难点：婴儿的营养需要	1
4．各类人群营养知识	4–2 婴幼儿生长发育及营养需要	（1）婴儿	2）婴儿的营养需要	（1）方法：讲授法、案例教学法 （2）重点与难点：婴儿的营养需要	1

续表

<table>
<tr><th>模块</th><th>课程</th><th>学习单元</th><th>课程内容</th><th>培训建议</th><th>课堂学时</th></tr>
<tr><td rowspan="7">4. 各类人群营养知识</td><td rowspan="2">4–2 婴幼儿生长发育及营养需要</td><td rowspan="2">（2）幼儿</td><td>1）幼儿的生理特点</td><td rowspan="2">（1）方法：讲授法、案例教学法
（2）重点与难点：幼儿的营养需要</td><td rowspan="2">1</td></tr>
<tr><td>2）幼儿的营养需要</td></tr>
<tr><td rowspan="4">4–3 儿童生长发育及营养需要</td><td rowspan="2">（1）学龄前儿童</td><td>1）学龄前儿童的生理特点</td><td rowspan="2">（1）方法：讲授法、案例教学法
（2）重点与难点：学龄前儿童的营养需要</td><td rowspan="2">1</td></tr>
<tr><td>2）学龄前儿童的营养需要</td></tr>
<tr><td rowspan="2">（2）学龄儿童</td><td>1）学龄儿童的生理特点</td><td rowspan="2">（1）方法：讲授法、案例教学法
（2）重点与难点：学龄儿童的营养需要</td><td rowspan="2">1</td></tr>
<tr><td>2）学龄儿童的营养需要</td></tr>
<tr><td>4–4 老年人生理特点及营养需要</td><td>老年人</td><td>1）老年人的生理特点
2）老年人的营养需要</td><td>（1）方法：讲授法、案例教学法
（2）重点与难点：老年人的营养需要</td><td>1</td></tr>
<tr><td rowspan="8">5. 食物营养与食品安全</td><td rowspan="8">5–1 各类食物营养特点</td><td rowspan="4">（1）植物性食物</td><td>1）谷薯类食物的营养特点
①谷类
②薯类</td><td rowspan="4">（1）方法：讲授法、案例教学法
（2）重点与难点：谷类食物、大豆及其制品、蔬菜和水果的营养特点</td><td rowspan="4">2</td></tr>
<tr><td>2）豆类及其制品的营养特点
①大豆及其制品
②杂豆及其制品</td></tr>
<tr><td>3）蔬果类食物的营养特点
①蔬菜类
②水果类</td></tr>
<tr><td>4）坚果类食物的营养特点</td></tr>
<tr><td rowspan="4">（2）动物性食物</td><td>1）畜禽肉类的营养特点
①畜类
②禽类</td><td rowspan="4">（1）方法：讲授法、案例教学法
（2）重点与难点：畜禽肉类、水产品、蛋类及乳类的营养特点</td><td rowspan="4">2</td></tr>
<tr><td>2）水产类的营养特点</td></tr>
<tr><td>3）蛋类及其制品的营养特点</td></tr>
<tr><td>4）乳类及其制品的营养特点</td></tr>
</table>

续表

模块	课程	学习单元	课程内容	培训建议	课堂学时
5．食物营养与食品安全	5-1　各类食物营养特点	（3）油脂和调味品	1）食用油脂的营养特点	（1）方法：讲授法、案例教学法 （2）重点与难点：食用油脂、调味品的营养特点	1
			2）调味品的营养特点		
		（4）营养强化食品	1）食品营养强化的概念及意义	（1）方法：讲授法、案例教学法 （2）重点与难点：食品营养强化的基本要求	1
			2）食品营养强化的基本要求		
		（5）保健食品	1）保健食品的概念	（1）方法：讲授法、案例教学法 （2）重点与难点：保健食品的基本要求和功能	1
			2）保健食品的基本要求		
			3）常见保健食品的功效成分		
			4）保健食品的功能原理		
			5）保健食品的管理		
	5-2　食谱设计与膳食管理	（1）食谱编制	1）食谱编制的原则	（1）方法：讲授法、案例教学法 （2）重点与难点：食谱编制实践	1
			2）食谱编制的方法		
		（2）膳食管理	1）个体膳食设计和指导	（1）方法：讲授法、案例教学法 （2）重点与难点：膳食指导	1
			2）团体膳食设计和指导		
	5-3　各类食品卫生要求	（1）植物性食品的卫生要求	1）粮豆类	（1）方法：讲授法、案例教学法 （2）重点与难点：粮豆类和蔬菜水果的卫生要求	1
			2）蔬菜水果		
		（2）动物性食品的卫生要求	1）畜禽肉	（1）方法：讲授法、案例教学法 （2）重点与难点：畜禽肉类、水产品、蛋类及奶类食品的卫生要求	1
			2）水产品		
			3）蛋类		
			4）奶及奶制品		
		（3）其他食品的卫生要求	1）油脂类	（1）方法：讲授法、案例教学法 （2）重点与难点：油脂的卫生要求	1
			2）冷饮食品		
			3）罐头食品		

续表

模块	课程	学习单元	课程内容	培训建议	课堂学时
5. 食物营养与食品安全	5-4 食源性疾病及预防	（1）食品污染及其预防	1）生物性污染及其防治 ①食品腐败变质 ②细菌性污染及其防治 ③霉菌与霉菌毒素污染及其防治	（1）方法：讲授法、案例教学法 （2）重点与难点：生物性污染及化学性污染	2
			2）化学性污染及其防治 ①农药污染及其防治 ②有毒金属污染及其防治 ③N- 亚硝基化合物污染及其防治 ④其他化学性污染及其防治		
			3）物理性污染及其防治 ①杂物污染及其防治 ②放射性污染及其防治		
		（2）食物中毒及其预防	1）食物中毒的概念、特点及分类	（1）方法：讲授法、案例教学法 （2）重点与难点：细菌性食物中毒、有毒动植物中毒	2
			2）细菌性食物中毒 ①沙门菌食物中毒 ②副溶血弧菌食物中毒 ③葡萄球菌食物中毒 ④其他细菌性食物中毒		
			3）有毒动植物中毒 ①河豚中毒 ②鱼类引起的组胺中毒 ③毒蕈中毒 ④含氰苷类植物中毒		
			4）化学性食物中毒 ①亚硝酸盐食物中毒 ②砷中毒 ③有机磷农药中毒		
	5-5 餐饮食品卫生管理	（1）餐饮食品卫生管理	1）餐饮场所、从业人员的卫生要求	（1）方法：讲授法、案例教学法 （2）重点与难点：食物原料采购、运输、储存要求，食品加工和供应卫生要求	1
			2）食物原料采购、运输、储存要求		
			3）食品加工和供应卫生要求		
			4）洗刷消毒的卫生要求		

续表

模块	课程	学习单元	课程内容	培训建议	课堂学时
5．食物营养与食品安全	5-5　餐饮食品卫生管理	（2）餐饮营养管理	1）膳食设计和管理要求 2）营养管理关键点	（1）方法：讲授法、案例教学法 （2）重点与难点：膳食设计和管理要求	1
6．公共营养	6-1　营养调查与评价	营养调查及评价	1）营养调查概述 ①定义 ②主要内容 ③意义 2）膳食调查与评价 ①膳食调查的目的 ②膳食调查方法 ③膳食调查结果与评价 3）体格测量指标与评价 ①目的 ②常用指标及测量方法 ③体格测量的评价 ④体格测量评价的参考标准 4）实验室检查和临床检查 ①目的 ②实验室检测常用指标 ③营养缺乏病的常见体征	（1）方法：讲授法、案例教学法 （2）重点与难点：膳食调查方法、体格测量方法、实验室检测常用指标	1
	6-2　中国居民膳食指南	（1）一般人群膳食指南	1）中国居民膳食指南概述 2）关键推荐 ①食物多样，合理搭配 ②吃动平衡，健康体重 3）多吃蔬果、奶类、全谷、大豆 4）适量吃鱼、禽、蛋、瘦肉 5）少盐少油、控糖限酒 6）规律进餐，足量饮水 7）会烹会选，会看标签 8）公筷分餐，杜绝浪费	（1）方法：讲授法、案例教学法 （2）重点与难点：一般人群膳食指南的关键推荐	2
		（2）特定人群膳食指南	1）孕妇、乳母膳食指南 2）婴幼儿喂养指南 3）儿童膳食指南 4）老年人膳食指南 5）素食人群膳食指南	（1）方法：讲授法、案例教学法 （2）重点与难点：孕妇、乳母膳食指南	2

续表

模块	课程	学习单元	课程内容	培训建议	课堂学时
6．公共营养	6-3 膳食营养素参考摄入量	膳食营养素参考摄入量	1）膳食营养素参考摄入量基础知识	（1）方法：讲授法、案例教学法 （2）重点与难点：膳食参考摄入量的应用	1
			2）膳食参考摄入量的应用		
	6-4 社区营养管理基础	社区营养管理	1）社区营养管理概述	（1）方法：讲授法、案例教学法 （2）重点与难点：社区居民营养与健康资料收集	1
			2）社区动员		
			3）社区居民营养与健康资料收集		
			4）营养改善项目		
7．营养教育和健康促进	7-1 营养咨询和传播概论	（1）营养咨询	1）营养咨询方法	（1）方法：讲授法、案例教学法 （2）重点与难点：营养咨询技巧	1
			2）营养咨询技巧		
		（2）健康传播	1）健康传播概述	（1）方法：讲授法、案例教学法 （2）重点与难点：健康传播相关理论	1
			2）健康传播相关理论		
		（3）营养教育	1）营养教育概述	（1）方法：讲授法、案例教学法 （2）重点与难点：营养教育方法	1
			2）营养教育相关理论		
			3）营养教育的方法和步骤		
	7-2 膳食相关疾病的预防	（1）营养缺乏病的预防	1）能量－蛋白质营养不良	（1）方法：讲授法、案例教学法 （2）重点与难点：维生素和矿物质缺乏病	1
			2）维生素缺乏病 ①维生素 A 缺乏 ②维生素 D 缺乏 ③B 族维生素缺乏 ④维生素 C 缺乏		
			3）矿物质缺乏病 ①钙缺乏 ②铁缺乏 ③碘缺乏 ④锌缺乏		

续表

<table>
<tr><th>模块</th><th>课程</th><th>学习单元</th><th>课程内容</th><th>培训建议</th><th>课堂学时</th></tr>
<tr><td rowspan="8">7．营养教育和健康促进</td><td rowspan="3">7-2　膳食相关疾病的预防</td><td rowspan="3">（2）膳食相关性疾病的预防</td><td>1）代谢性疾病
①肥胖的预防及膳食指导
②糖尿病的预防及膳食指导
③痛风的预防及膳食指导</td><td rowspan="3">（1）方法：讲授法、案例教学法
（2）重点与难点：营养相关性疾病预防及膳食指导</td><td rowspan="3">1</td></tr>
<tr><td>2）心血管疾病
①高血压的预防及膳食指导
②血脂异常的预防及膳食指导</td></tr>
<tr><td>3）少肌症的预防及膳食指导</td></tr>
<tr><td rowspan="5">7-3　营养干预和健康促进</td><td rowspan="3">（1）营养干预</td><td>1）行为干预理论介绍</td><td rowspan="3">（1）方法：讲授法、案例教学法
（2）重点与难点：个体营养干预方法</td><td rowspan="3">1</td></tr>
<tr><td>2）个体营养干预方法</td></tr>
<tr><td>3）群体营养干预方法</td></tr>
<tr><td rowspan="2">（2）社区健康促进方法</td><td>1）健康促进概述
①健康促进概念
②健康促进主要内容
③健康促进意义</td><td rowspan="2">（1）方法：讲授法、案例教学法
（2）重点与难点：健康促进优先行动领域</td><td rowspan="2">1</td></tr>
<tr><td>2）健康促进优先行动领域</td></tr>
<tr><td rowspan="6">8．相关政策法规标准</td><td rowspan="4">8-1　食物营养相关法律法规</td><td rowspan="2">（1）营养相关的国家政策</td><td>1）国民营养计划</td><td rowspan="2">（1）方法：讲授法、案例教学法
（2）重点与难点：国民营养计划、健康中国行动</td><td rowspan="2">1</td></tr>
<tr><td>2）健康中国行动</td></tr>
<tr><td rowspan="2">（2）营养相关的食品安全标准</td><td>1）《国家食品安全标准预包装食品营养标签通则》</td><td rowspan="2">（1）方法：讲授法、案例教学法
（2）重点与难点：《国家食品安全标准预包装食品营养标签通则》</td><td rowspan="2">1</td></tr>
<tr><td>2）《国家食品安全标准预包装食品标签通则》</td></tr>
<tr><td rowspan="2">8-2　餐饮服务操作相关安全管理要求</td><td rowspan="2">餐饮服务操作相关安全管理要求</td><td>1）《中华人民共和国食品安全法》</td><td rowspan="2">（1）方法：讲授法、案例教学法
（2）重点与难点：《餐饮服务食品安全操作规范》</td><td rowspan="2">1</td></tr>
<tr><td>2）餐饮服务食品安全的其他管理要求</td></tr>
<tr><td colspan="5">课堂学时合计</td><td>65</td></tr>
</table>

2.2.2 四级 / 中级职业技能培训课程规范

模块	课程	学习单元	课程内容	培训建议	课堂学时
1. 膳食调查和评价	1-1 食物摄入量调查	(1) 膳食调查——称重法	1) 食物称重的准备 2) 食物秤的使用方法 3) 食物的称重	(1) 方法：讲授法、演示法、实训法 (2) 重点与难点：准确称取食物重量	1
		(2) 食物可食部和废弃率的计算	1) 食物的可食部和废弃率的概念 2) 可食部计算	(1) 方法：讲授法、演示法、实训法 (2) 重点与难点：食物可食部计算	1
		(3) 食物生熟重量比值的换算	1) 烹调重量变化率 2) 生熟重量比值的换算 3) 生熟重量比值与原料重量的换算方法	(1) 方法：讲授法、演示法、实训法 (2) 重点与难点：生熟重量比值与原料重量的换算	1
		(4) 称重记录表的使用	1) 称重记录表的设计原则 2) 称重记录表的设计方法 3) 称重记录表的使用方法	(1) 方法：讲授法、演示法、实训法 (2) 重点与难点：称重记录表的设计和使用方法	1
		(5) 膳食中各类食物摄入量的计算	1) 食物的分类及排序 2) 各类食物的摄入量计算	(1) 方法：讲授法、演示法、实训法 (2) 重点与难点：各类食物的摄入量计算	2
	1-2 营养素摄入量计算	(1) 食物成分表的应用	1) 食物成分表的基本内容 2) 食物成分表的食物分类 3) 食物成分表的数据表达	(1) 方法：讲授法、实训法	2

续表

模块	课程	学习单元	课程内容	培训建议	课堂学时
1．膳食调查和评价	1-2 营养素摄入量计算	（1）食物成分表的应用	4）食物成分表的使用方法 ①明确食物和分类 ②食物成分表的查询 ③注意事项	（2）重点与难点：食物成分表的使用方法	
			5）与营养成分相关的折算方法		
		（2）一份菜肴营养素摄入量的计算	1）菜肴原料的记录和营养成分的查询 ①询问或分析原料的名称 ②确定原料的重量 ③应用食物成分表进行营养成分查询	（1）方法：讲授法、实训法 （2）重点与难点：营养素含量计算	2
			2）营养素含量计算 ①各食物营养素含量计算 ②求和		
		（3）一日膳食中能量和主要营养素的计算	1）一日膳食能量的计算 ①直接计算法 ②宏量营养素折算法 ③三餐能量分配比计算	（1）方法：讲授法、实训法 （2）重点与难点：一日膳食能量、营养素的计算及三餐能量分配比	2
			2）一日膳食营养素的计算 ①宏量营养素的计算 ②微量营养素的计算		
	1-3 膳食营养分析与评价	膳食结构分析与评价	1）膳食模式的依据与方法 ①各类食物的营养价值 ②平衡膳食的基本要求 ③中国居民平衡膳食宝塔	（1）方法：讲授法、实训法 （2）重点与难点：膳食结构的分析与评价	2
			2）膳食结构的分析与评价 ①食物归类与分析 ②食物摄入量计算 ③比较和分析		

续表

模块	课程	学习单元	课程内容	培训建议	课堂学时
2．人体营养状况测定和评价	2-1　体格测量	（1）成人身高的测量	1）身高测量的方法及意义	（1）方法：讲授法、演示法、实训法 （2）重点与难点：身高计的使用方法和注意事项	1
			2）身高测量的准备		
			3）身高计的使用方法和注意事项		
		（2）成人体重的测量	1）体重测量的方法及意义	（1）方法：讲授法、演示法、实训法 （2）重点与难点：体重秤的使用方法和注意事项	1
			2）体重测量的准备		
			3）体重秤的使用方法和注意事项		
		（3）成人腰围的测量	1）腰围测量的意义	（1）方法：讲授法、演示法、实训法 （2）重点与难点：腰围测量方法与要点	1
			2）腰围测量的准备		
			3）腰围测量方法与要点		
		（4）上臂围的测量	1）上臂围测量的意义	（1）方法：讲授法、演示法、实训法 （2）重点与难点：上臂围测量方法与要点	1
			2）上臂围测量的准备		
			3）上臂围测量方法与要点		
		（5）皮褶厚度的测量	1）皮褶厚度测量的意义	（1）方法：讲授法、演示法、实训法 （2）重点与难点：皮褶厚度测量的方法与要点	1
			2）皮褶厚度测量的准备		
			3）皮褶厚度测量的方法与要点		
	2-2　体格状况分析与评价	（1）标准体重和体质指数（BMI）的计算	1）标准体重的计算	（1）方法：讲授法、实训法 （2）重点与难点：标准体重、体质指数（BMI）的计算	1
			2）体质指数（BMI）的计算		
		（2）成人消瘦、超重和肥胖的判断	1）消瘦的判断方法、评价及改善建议	（1）方法：讲授法、实训法 （2）重点与难点：消瘦、超重和肥胖的判断	2
			2）成人超重和肥胖的判断方法、评价及改善建议		

续表

<table>
<tr><th>模块</th><th>课程</th><th>学习单元</th><th>课程内容</th><th>培训建议</th><th>课堂学时</th></tr>
<tr><td rowspan="13">2．人体营养状况测定和评价</td><td rowspan="13">2-3 常见检测项目指标解读</td><td rowspan="3">（1）营养性贫血的判断</td><td>1）缺铁性贫血的症状与体征</td><td rowspan="3">（1）方法：讲授法、实训法
（2）重点与难点：缺铁性贫血的判断</td><td rowspan="3">1</td></tr>
<tr><td>2）缺铁性贫血的判断要点</td></tr>
<tr><td>3）含铁食物来源</td></tr>
<tr><td rowspan="2">（2）血脂异常的判断</td><td>1）血脂测定值的判断分析
①甘油三酯
②胆固醇
③高密度脂蛋白胆固醇
④低密度脂蛋白胆固醇</td><td rowspan="2">（1）方法：讲授法、实训法
（2）重点与难点：血脂测定值的判断分析</td><td rowspan="2">2</td></tr>
<tr><td>2）血脂异常的临床分类</td></tr>
<tr><td rowspan="4">（3）血糖异常的判断</td><td>1）空腹血糖</td><td rowspan="4">（1）方法：讲授法、实训法
（2）重点与难点：血糖测定值的判断分析</td><td rowspan="4">2</td></tr>
<tr><td>2）餐后两小时血糖</td></tr>
<tr><td>3）OGTT 实验</td></tr>
<tr><td>4）糖化血红蛋白</td></tr>
<tr><td rowspan="3">（4）血压异常的判断</td><td>1）血压（收缩压、舒张压）高低的意义</td><td rowspan="3">（1）方法：讲授法、演示法、实训法
（2）重点与难点：血压的检测方法及判定标准</td><td rowspan="3">2</td></tr>
<tr><td>2）血压的检测方法</td></tr>
<tr><td>3）血压的判定标准</td></tr>
<tr><td style="display:none"></td></tr>
<tr><td rowspan="8">3．膳食设计和评估</td><td rowspan="8">3-1 食物选购和评价</td><td rowspan="3">（1）食物选购及储存相关知识</td><td>1）食物的选择原则</td><td rowspan="3">（1）方法：讲授法、实训法
（2）重点与难点：食物的选购和储存</td><td rowspan="3">2</td></tr>
<tr><td>2）食物感官检验</td></tr>
<tr><td>3）各类食物的储存方法</td></tr>
<tr><td rowspan="2">（2）食品标签解读</td><td>1）食品标签的规范标准</td><td rowspan="2">（1）方法：讲授法、实训法
（2）重点与难点：食品标签核心解读</td><td rowspan="2">1</td></tr>
<tr><td>2）食品标签核心解读</td></tr>
<tr><td rowspan="3">（3）食品营养标签解读和合理选购预包装食品</td><td>1）食品营养标签的标准和法规</td><td rowspan="3">（1）方法：讲授法、实训法
（2）重点与难点：食品营养标签解读</td><td rowspan="3">2</td></tr>
<tr><td>2）食品营养标签的解读
①营养成分表
②营养声称
③营养成分功能声称</td></tr>
<tr><td>3）合理选购预包装食品</td></tr>
</table>

续表

模块	课程	学习单元	课程内容	培训建议	课堂学时
3．膳食设计和评估	3-2　食谱设计	（1）成人膳食设计	1）确定膳食营养目标	（1）方法：讲授法、实训法 （2）重点与难点：确定膳食营养目标	3
			2）确定和选择食物		
			3）确定食物用量		
		（2）成人一餐食谱编制	1）成人餐次分配原则	（1）方法：讲授法、实训法 （2）重点与难点：编制成人一餐食谱	2
			2）编制食谱的要求和注意事项		
		（3）成人一日食谱编制	一日食谱编制的基本原则和程序	（1）方法：讲授法、实训法 （2）重点与难点：编制成人一日食谱	2
		（4）食物交换份法	1）食物交换份法的制定原则 2）食物交换份法的使用注意事项	（1）方法：讲授法、实训法 （2）重点与难点：食物交换份法的制定原则和使用注意事项	2
			3）利用食物交换份法编制、调整成人食谱		
	3-3　膳食制作和指导	（1）食物烹调	1）烹调方法和特点	（1）方法：讲授法、实训法 （2）重点与难点：食物烹调技巧	1
			2）食物烹调对营养素的影响		
		（2）健康烹饪方式	1）居民减盐指导 ①盐摄入过量的危害 ②盐的建议摄入量 ③减盐具体方法	（1）方法：讲授法、实训法 （2）重点与难点：减盐、减油、减糖具体方法	3
			2）居民减油指导 ①油的建议摄入量 ②减油具体方法		
			3）居民减糖指导 ①添加糖的建议摄入量 ②减糖具体方法		

续表

模块	课程	学习单元	课程内容	培训建议	课堂学时
4．社区营养管理	4–1　营养与健康信息收集	（1）访谈和调查表填写	1）社区管理工作常识 2）访谈和调查表填写方法与技巧	（1）方法：讲授法、实训法 （2）重点与难点：访谈和调查表填写方法与技巧	1
		（2）入户动员	1）社区动员的相关知识 2）沟通、入户动员及观察方法与技巧	（1）方法：讲授法、实训法 （2）重点与难点：营养健康相关活动的动员工作	1
		（3）数据资料的录入	1）数据类型及转换基础知识 2）营养与健康相关数据录入、验证、整理的方法与技巧	（1）方法：讲授法、实训法 （2）重点与难点：准确录入相关数据资料	1
	4–2　营养干预	（1）人群基本资料的计算与分析	1）比和率的概念和计算方法 2）发病率、患病率的概念和计算方法	（1）方法：讲授法、实训法 （2）重点与难点：人群基本资料的百分比和患病率的计算	1
		（2）普通人群运动方案设计和膳食指南准则	1）成人身体活动指南和膳食指南基本知识 ①运动类型 ②安全运动的条件 ③膳食指南准则 2）普通人群科学运动方案设计	（1）方法：讲授法、实训法 （2）重点与难点：普通人群运动方案设计	2
		（3）以“健康中国”为核心开展社区健康活动	1）健康中国行动的主要内容和意义 2）社区健康营养活动的组织方法	（1）方法：讲授法、实训法 （2）重点与难点：社区健康营养活动组织	2
课堂学时合计					55

2.2.3　三级 / 高级职业技能培训课程规范

<table>
<tr><th>模块</th><th>课程</th><th>学习单元</th><th>课程内容</th><th>培训建议</th><th>课堂学时</th></tr>
<tr><td rowspan="16">1．膳食调查和评价</td><td rowspan="12">1-1　食物摄入量调查</td><td rowspan="3">（1）膳食摄入量调查——24小时回顾法</td><td>1）24小时回顾法的原理和特点</td><td rowspan="3">（1）方法：讲授法、演示法、实训法
（2）重点与难点：24小时回顾法的技术要点</td><td rowspan="3">1</td></tr>
<tr><td>2）24小时回顾法的技术要点</td></tr>
<tr><td>3）24小时回顾法个人人日数换算</td></tr>
<tr><td rowspan="3">（2）膳食摄入量调查——24小时回顾法和膳食史结合方法</td><td>1）膳食史法的原理和特点</td><td rowspan="3">（1）方法：讲授法、演示法、实训法
（2）重点与难点：膳食史法的原理</td><td rowspan="3">1</td></tr>
<tr><td>2）表格设计要求</td></tr>
<tr><td>3）注意事项</td></tr>
<tr><td rowspan="2">（3）膳食摄入量调查——记账法</td><td>1）记账法的原理和优缺点</td><td rowspan="2">（1）方法：讲授法、演示法、实训法
（2）重点与难点：记账法的原理</td><td rowspan="2">1</td></tr>
<tr><td>2）记账法的基本方法和要点</td></tr>
<tr><td rowspan="2">（4）膳食摄入量调查——称重记账法</td><td>1）称重记账法调查表的设计</td><td rowspan="2">（1）方法：讲授法、演示法、实训法
（2）重点与难点：相关计算方法</td><td rowspan="2">1</td></tr>
<tr><td>2）相关计算方法</td></tr>
<tr><td rowspan="3">（5）食物重量的估计</td><td>1）常用食物量具和容量</td><td rowspan="3">（1）方法：讲授法、演示法、实训法
（2）重点与难点：常见量具和食物份的量</td><td rowspan="3">1</td></tr>
<tr><td>2）常见食物的份</td></tr>
<tr><td>3）常见量具和食物份的量</td></tr>
<tr><td rowspan="4">1-2　营养素摄入量计算</td><td rowspan="4">（1）营养计算管理软件的应用</td><td>1）选择合适的应用软件</td><td rowspan="4">（1）方法：讲授法、演示法、实训法
（2）重点与难点：营养计算管理软件的使用方法，应用软件计算食物和营养素摄入量</td><td rowspan="4">2</td></tr>
<tr><td>2）营养计算管理软件的使用方法</td></tr>
<tr><td>3）注意事项</td></tr>
<tr><td>4）应用软件计算食物和营养素摄入量</td></tr>
</table>

续表

模块	课程	学习单元	课程内容	培训建议	课堂学时
1．膳食调查和评价	1-2　营养素摄入量计算	(2) 食物和营养素摄入量计算	1）食物摄入量计算	(1) 方法：讲授法、实训法 (2) 重点与难点：营养素摄入量计算	1
			2）营养素摄入量计算		
	1-3　膳食营养分析与评价	(1) 膳食能量和营养素的摄入评价	1）成人和妇幼人群的膳食营养素参考摄入量（DRIs）	(1) 方法：讲授法、实训法 (2) 重点与难点：膳食调查结果分析	1
			2）膳食调查结果分析 ①膳食能量及营养素分析步骤 ②膳食能量及营养素评价依据与方法		
		(2) 膳食结构的评价与要点	1）能量营养素的来源和计算	(1) 方法：讲授法、实训法 (2) 重点与难点：膳食结构分析、评价依据和方法	1
			2）优质蛋白质比例的计算		
			3）三餐提供能量比例的计算		
			4）膳食结构分析、评价依据和方法		
2．人体营养状况测定和评价	2-1　体格测量	(1) 婴幼儿体格测量	1）卧式标准量床的使用	(1) 方法：讲授法、实训法 (2) 重点与难点：婴幼儿身长、头顶至臀长、头围、胸围、体重测量的方法及意义	1
			2）婴幼儿身长、头顶至臀长、头围、胸围、体重测量的方法及意义		
		(2) 儿童身高和体重的监测	1）营养监测的主要功能	(1) 方法：讲授法、实训法 (2) 重点与难点：监测体重和身高的意义	2
			2）选择营养监测指标的原则		
			3）监测体重和身高的意义		
			4）测量对象和时间		
			5）监测的质量控制		

续表

模块	课程	学习单元	课程内容	培训建议	课堂学时
2．人体营养状况测定和评价	2-1 体格测量	(3) 婴幼儿及儿童生长发育曲线	1) 生长发育曲线的概念 2) 生长发育曲线的绘制	(1) 方法：讲授法、实训法 (2) 重点与难点：生长发育曲线的绘制	1
		(4) 孕妇的体格测量	1) 孕妇体格测量有关指标 2) 测量指标及其意义 3) 体重监测参考数值	(1) 方法：讲授法、实训法 (2) 重点与难点：测量指标及其意义、体重监测参考数值	1
	2-2 体格状况分析与评价	(1) 婴幼儿、儿童体格发育的评价	1) 常用儿童体格测量指标 2) 体格发育评价指标的适用人群及计算 3) 婴幼儿、儿童个体生长发育状况常用的评价标准 4) 群体生长发育状况常用的评价标准	(1) 方法：讲授法、实训法 (2) 重点与难点：儿童体格发育评价指标的适用人群及计算，儿童个体生长发育状况常用的评价标准	2
		(2) 婴幼儿、儿童发育迟缓的判断	1) 生长发育迟缓和判断 2) 婴幼儿、儿童发育迟缓与体重不足的区别 3) 其他常用参考指标(心理行为发育、运动发育) 4) 婴幼儿、儿童发育迟缓的影响因素及可能的原因	(1) 方法：讲授法、实训法 (2) 重点与难点：生长发育迟缓和判断	1
		(3) 儿童、孕妇和乳母超重或肥胖的判断	1) 儿童超重和肥胖的判断方法、评价及改善建议 2) 孕妇、乳母超重或肥胖的判断方法、评价及改善建议	(1) 方法：讲授法、实训法 (2) 重点与难点：儿童、孕妇和乳母超重和肥胖的判断	2

续表

模块	课程	学习单元	课程内容	培训建议	课堂学时
2．人体营养状况测定和评价	2–3　常见检测项目指标解读	（1）蛋白质 – 能量营养不良判断	1）能量需要基本知识 2）蛋白质需要基本知识 3）蛋白质 – 能量营养不良症状与体征的基本知识 4）蛋白质 – 能量营养不良的分类	（1）方法：讲授法、实训法 （2）重点与难点：蛋白质 – 能量营养不良症状与体征的基本知识	1
		（2）骨软化病的判断与评价	1）骨软化病的症状和体征 2）骨软化病的判定标准	（1）方法：讲授法、实训法 （2）重点与难点：骨软化病的判定标准	1
		（3）儿童佝偻病的判断与评价	1）儿童维生素D缺乏症——佝偻病的临床表现 2）X射线检查 3）维生素D缺乏判定标准	（1）方法：讲授法、实训法 （2）重点与难点：维生素D缺乏判定、X射线检查	1
		（4）营养性贫血的判断	1）营养性贫血的基本知识 2）缺铁性贫血的症状与体征	（1）方法：讲授法、实训法 （2）重点与难点：缺铁性贫血的症状与体征	1
		（5）锌缺乏的判断与评价	1）锌缺乏的原因及锌缺乏的发生情况 2）锌缺乏的主要表现和判断 3）锌缺乏的预防	（1）方法：讲授法、实训法 （2）重点与难点：锌缺乏的主要表现和判断	1
3．膳食设计和评估	3–1　食物选购和评价	（1）食品添加剂的应用	1）食品添加剂的分类 2）食品添加剂的主要功能 3）食品添加剂使用的基本要求	（1）方法：讲授法、实训法 （2）重点与难点：食品添加剂的类别和作用	1
		（2）餐饮食品营养标识指南的应用	1）菜肴营养成分的计算 2）餐饮食品营养标识制作方法 3）餐饮食品安全相关知识	（1）方法：讲授法、案例教学法 （2）重点与难点：餐饮食品营养标识的制作	1

续表

模块	课程	学习单元	课程内容	培训建议	课堂学时
3．膳食设计和评估	3-1 食物选购和评价	（3）食物营养价值分析	1）能量密度和营养质量指数相关知识	（1）方法：讲授法、案例教学法 （2）重点与难点：三大营养素质量的评价	1
			2）三大营养素质量的评价 ①食物蛋白质评价 ②食物碳水化合物评价 ③食物脂肪评价		
	3-2 食谱设计	（1）确定成人主食用量	1）碳水化合物的概念	（1）方法：讲授法、案例教学法 （2）重点与难点：主食用量的计算方法	1
			2）主食用量的计算方法		
			3）谷类的营养特点		
		（2）确定成人副食用量	1）副食的概念	（1）方法：讲授法、案例教学法 （2）重点与难点：高蛋白质和低蛋白质食物	1
			2）高蛋白质和低蛋白质食物		
			3）高脂肪和低脂肪食物		
		（3）成人一餐食谱编制	1）成人的餐次分配原则	（1）方法：讲授法、案例教学法 （2）重点与难点：成人的餐次分配原则	1
			2）编制食谱的要求和注意事项		
		（4）成人一日食谱编制	1）确定成人的营养需要	（1）方法：讲授法、案例教学法 （2）重点与难点：科学配餐与食谱编制方法	1
			2）科学配餐与食谱编制方法		
		（5）婴儿辅食的添加	1）婴儿生长和消化的特点	（1）方法：讲授法、案例教学法 （2）重点与难点：婴儿辅食添加要点	1
			2）婴儿营养需要		
			3）婴儿喂养要点		
			4）婴儿辅食添加要点		
		（6）幼儿食谱的编制	1）幼儿生长发育特点及营养需要	（1）方法：讲授法、案例教学法 （2）重点与难点：幼儿营养需要、食谱设计要求	1
			2）幼儿食物选择的特点		
			3）幼儿食谱设计要求		

续表

模块	课程	学习单元	课程内容	培训建议	课堂学时
3．膳食设计和评估	3-2　食谱设计	（7）团餐餐饮和食谱设计	1）集体供餐营养和价格、质量要求 2）集体供餐食品卫生要求 3）群体配餐目标设计 4）DRIs使用以及注意事项	（1）方法：讲授法、案例教学法 （2）重点与难点：群体配餐目标设计，DRIs使用以及注意事项	2
	3-3　膳食制作和指导	（1）母乳喂养指导	1）母乳喂养的原则 2）哺乳时间和哺乳姿势 3）特殊情况的处理 4）乳母的膳食要点	（1）方法：讲授法、案例教学法 （2）重点与难点：哺乳时间和哺乳姿势，特殊情况的处理，乳母的膳食要点	1
		（2）辅食制作	1）辅食制作原则 2）辅食制作的操作方法 3）辅食制作注意事项	（1）方法：讲授法、案例教学法 （2）重点与难点：辅食制作的操作方法	1
		（3）月子餐制作	1）月子餐的制作原则 2）月子餐的制作要点	（1）方法：讲授法、案例教学法 （2）重点与难点：月子餐的制作原则	1
4．营养教育和咨询	4-1　营养教育	（1）讲座的方法和基本技巧	1）讲座的基本知识 2）讲座的方法 3）讲座的基本技巧	（1）方法：讲授法、案例教学法、实训法 （2）重点与难点：讲座的方法和技巧	1
		（2）小组传播	1）小组传播的方法 2）小组传播的技巧	（1）方法：讲授法、案例教学法、实训法 （2）重点与难点：组织小组营养教育讨论	1
		（3）根据对象选择教育和沟通方式	1）目标受众需求分析 2）选择确定信息 3）语言表达技巧 4）教具选择	（1）方法：讲授法、案例教学法、实训法 （2）重点与难点：针对教育对象需求进行膳食营养知识培训	1

续表

模块	课程	学习单元	课程内容	培训建议	课堂学时
4. 营养教育和咨询	4-2 营养咨询	（1）营养咨询的方法和技巧	1）营养咨询的基本知识 2）营养咨询技巧 ①人际传播沟通技巧 ②参与性技术 ③干预性咨询技术	（1）方法：讲授法、实训法 （2）重点与难点：营养咨询的方法和技巧	1
		（2）随访咨询和评估	1）随访咨询的基本知识 2）随访咨询的技术要点	（1）方法：讲授法、案例教学法 （2）重点与难点：随访咨询的技术要点	1
		（3）个别劝导	1）个别劝导的基本理论 2）个别劝导的技巧 3）营养信息的传播策略	（1）方法：讲授法、案例教学法、实训法 （2）重点与难点：对教育对象进行个别劝导	1
5. 社区营养管理	5-1 营养与健康信息收集	（1）个人健康档案的建立	1）个人健康档案的主要内容 2）个人健康档案的建立方法	（1）方法：讲授法、案例教学法、实训法 （2）重点与难点：个人健康档案的建立方法	1
		（2）数据的初步处理和分析	1）异常值、缺失值的处理方法 2）平均数、中位数等数据代表的计算和意义	（1）方法：讲授法、案例教学法、实训法 （2）重点与难点：平均数、中位数等数据代表的计算和意义	1
	5-2 营养干预	（1）社区营养干预方案设计	1）社区常见营养问题及其预防 2）营养干预主要设计类型和策略 3）社区营养干预的步骤与方法	（1）方法：讲授法、案例教学法、实训法 （2）重点与难点：社区营养干预的步骤与方法	1
		（2）运动与膳食结合的方案制定	1）常见运动项目的特点和注意事项 2）运动与健康效益的关系	（1）方法：讲授法、案例教学法、实训法 （2）重点与难点：常见运动项目的特点和注意事项	1

续表

模块	课程	学习单元	课程内容	培训建议	课堂学时
5. 社区营养管理	5–2　营养干预	（3）身体活动水平测评	1）身体活动的定义和分类	（1）方法：讲授法、案例教学法、实训法 （2）重点与难点：运动量和运动强度的估算	1
			2）运动量和运动强度		
			3）身体活动水平测量方法		
课堂学时合计					50

2.2.4　二级 / 技师职业技能培训课程规范

模块	课程	学习单元	课程内容	培训建议	课堂学时
1. 膳食调查和评价	1–1　食物摄入量调查	（1）食物频率法调查表的设计	1）食物频率法调查表的内容和原则要点	（1）方法：讲授法、实训法 （2）重点与难点：问卷的可靠性和有效性分析	2
			2）食物频率法调查表的设计		
			3）问卷的可靠性和有效性分析		
		（2）食物频率法	1）食物频率法定义	（1）方法：讲授法 （2）重点与难点：食物频率法的技术要点	1
			2）食物频率法的特点		
			3）食物频率法的技术要点		
		（3）群体膳食营养调查	1）群体膳食调查的基本要求	（1）方法：讲授法、实训法 （2）重点与难点：群体膳食调查的方法	1
			2）群体膳食调查的方法		
			3）群体膳食调查的技术要点		
	1–2　营养素摄入量计算	（1）个体食物频率法调查资料的计算	1）定性资料计算	（1）方法：讲授法、实训法 （2）重点与难点：个体定性食物频率法的计算	1
			2）个体定性食物频率法的计算		

续表

模块	课程	学习单元	课程内容	培训建议	课堂学时
1．膳食调查和评价	1–2　营养素摄入量计算	(2) 群体食物频率法调查资料的计算	1）群体定性频率法调查数据的特点 2）食物消费率的计算 3）个体与群体定性计算的差别	(1) 方法：讲授法、实训法 (2) 重点与难点：个体与群体定性计算的差别	1
	1–3　膳食营养分析与评价	(1) 膳食资料的分析和评价	1）定性资料分析的方法 2）定性资料的分析过程 3）定性和定量数据的结果分析 4）膳食营养调查结果分析和评价	(1) 方法：讲授法、实训法 (2) 重点与难点：膳食营养调查结果分析和评价	2
		(2) 膳食调查报告撰写	1）膳食调查报告的基本内容 2）膳食调查报告撰写的基本步骤	(1) 方法：讲授法、实训法 (2) 重点与难点：膳食调查报告撰写的基本步骤	1
2．人体营养状况测定和评价	2–1　体格测量	(1) 体成分分析仪的使用方法及指标解读	1）体成分分析的指标和意义 2）体成分分析仪使用方法	(1) 方法：讲授法、实物示教法、实训法 (2) 重点与难点：体成分分析仪使用方法	1
		(2) 老年人握力测量	1）老年人握力测量的指标和意义 2）老年人握力测量仪使用方法	(1) 方法：讲授法、实训法 (2) 重点与难点：老年人握力测量仪使用方法	1
		(3) 体格测量的质量控制	1）质量控制的定义 2）体格测量质量控制的基本内容	(1) 方法：讲授法、实训法 (2) 重点与难点：体格测量质量控制的基本内容	1

续表

<table>
<tr><th>模块</th><th>课程</th><th>学习单元</th><th>课程内容</th><th>培训建议</th><th>课堂学时</th></tr>
<tr><td rowspan="12">2．人体营养状况测定和评价</td><td rowspan="6">2-2　体格状况分析与评价</td><td rowspan="4">（1）老年人营养不良风险评估</td><td>1）营养不良和营养不良风险的定义</td><td rowspan="4">（1）方法：讲授法、实训法
（2）重点与难点：老年人营养不良风险评估表的应用</td><td rowspan="4">2</td></tr>
<tr><td>2）营养不良风险的评估流程和方法</td></tr>
<tr><td>3）营养不良风险的判定结果</td></tr>
<tr><td>4）老年人营养不良风险评估表的应用</td></tr>
<tr><td rowspan="2">（2）运动能力和功能范围</td><td>1）运动能力的评估方法</td><td rowspan="2">（1）方法：讲授法、实训法
（2）重点与难点：个体运动能力的评估</td><td rowspan="2">1</td></tr>
<tr><td>2）运动能力评估的要点</td></tr>
<tr><td rowspan="6">2-3　常见检测项目指标解读</td><td rowspan="3">（1）血液中营养相关指标的分析</td><td>1）与营养相关的血常规指标和意义</td><td rowspan="3">（1）方法：讲授法、实训法
（2）重点与难点：营养相关血液指标的判断和分析</td><td rowspan="3">2</td></tr>
<tr><td>2）血液中维生素和矿物质检测指标及其正常参考值</td></tr>
<tr><td>3）血浆蛋白质测定值的判断和分析</td></tr>
<tr><td rowspan="2">（2）尿液中常见指标的分析</td><td>1）尿常规指标及其测定的意义</td><td rowspan="2">（1）方法：讲授法、实训法
（2）重点与难点：尿液中常见指标及其正常参考值</td><td rowspan="2">1</td></tr>
<tr><td>2）尿液中常见指标及其正常参考值</td></tr>
<tr><td>（3）老年人衰弱的识别和评估</td><td>1）衰弱的概念
2）衰弱的影响因素
3）老年人衰弱评估筛查工具的选择和应用</td><td>（1）方法：讲授法、实训法
（2）重点与难点：老年人衰弱评估筛查工具的应用</td><td>1</td></tr>
<tr><td rowspan="2">3．膳食设计和评估</td><td rowspan="2">3-1　食物选购和评价</td><td rowspan="2">（1）营养强化食品的选择</td><td>1）营养强化食品选择的原则</td><td rowspan="2">（1）方法：讲授法、案例教学法
（2）重点与难点：营养强化食品选择的原则和注意事项</td><td rowspan="2">1</td></tr>
<tr><td>2）营养强化食品选择的注意事项</td></tr>
</table>

续表

模块	课程	学习单元	课程内容	培训建议	课堂学时
3．膳食设计和评估	3-1 食物选购和评价	（2）营养素补充剂的选购	1）营养素补充剂的定义 2）营养素补充剂标签的相关规定 3）营养素补充剂的使用原则	（1）方法：讲授法、实训法 （2）重点与难点：营养素补充剂的使用原则	1
		（3）营养素补充剂的评价	1）营养素补充剂的相关管理规定 2）营养素补充剂产品的评价及备案原则	（1）方法：讲授法、实训法 （2）重点与难点：营养素补充剂产品的评价	1
	3-2 食谱设计	（1）老年人食谱设计	1）老年人膳食指南和食谱设计原则 2）老年人食谱编制方法和注意事项	（1）方法：讲授法、案例教学法 （2）重点与难点：老年人食谱设计原则，老年人食谱编制方法和注意事项	2
		（2）一周食谱的设计	1）食物选择原则 2）烹调方法及注意事项	（1）方法：讲授法、案例教学法 （2）重点与难点：烹调方法及注意事项	1
		（3）低能量、低脂肪、低血糖生成指数食谱的设计	1）低能量、低脂肪食谱的编制原则 2）低血糖生成指数食谱的编制原则 3）膳食习惯和行为的改变	（1）方法：讲授法、案例教学法 （2）重点与难点：低能量、低脂肪、低血糖生成指数食谱的编制原则	3
		（4）缓解便秘的膳食设计	1）便秘原因和解决方案 2）常见食物膳食纤维含量 3）富含膳食纤维膳食的设计	（1）方法：讲授法、案例教学法 （2）重点与难点：富含膳食纤维膳食的设计	1
	3-3 膳食制作和指导	（1）老年人饮食的制作	1）老年人常见营养问题 2）老年人饮食制作的原则和要点	（1）方法：讲授法、案例教学法 （2）重点与难点：老年人常见营养问题，老年人饮食制作的要点	1

续表

模块	课程	学习单元	课程内容	培训建议	课堂学时
3．膳食设计和评估	3–3　膳食制作和指导	（2）高膳食纤维膳食的制作	1）常见高膳食纤维食物的制作方法	（1）方法：讲授法、实训法 （2）重点与难点：高膳食纤维食物的制作方法	1
			2）益生元和益生菌的使用		
		（3）体重控制和减肥膳食指导	1）减肥膳食的类型	（1）方法：讲授法、案例教学法、实训法 （2）重点与难点：减肥膳食的应用示例	1
			2）减肥膳食的应用示例		
4．营养教育和咨询	4–1　营养教育	（1）营养健康教育宣传材料的制作	1）营养宣传材料的分类	（1）方法：讲授法、案例教学法、实训法 （2）重点与难点：制作并评价营养健康宣传材料	1
			2）营养宣传材料的制作和使用原则		
			3）平面媒体营养健康宣传材料制作的基本步骤、预实验和评价		
		（2）营养科普讲演和健康动员	1）讲演的基本步骤	（1）方法：讲授法、案例教学法、实训法 （2）重点与难点：健康动员的方法	1
			2）讲演的技巧		
			3）健康动员的方法		
	4–2　营养咨询	（1）老年人群营养状况咨询与指导	1）老年人群的心理特点	（1）方法：讲授法、案例教学法、实训法 （2）重点与难点：老年人群的营养咨询和指导方法	2
			2）老年人群的营养咨询和指导方法		
		（2）社区现场咨询和网络咨询	1）社区现场咨询和网络咨询的形式	（1）方法：讲授法、实训法 （2）重点与难点：社区现场咨询和网络咨询的技巧	1
			2）社区现场咨询和网络咨询的技巧		
5．社区营养管理	5–1　营养与健康信息收集	（1）公共卫生突发事件相关知识	1）营养与健康相关突发公共卫生事件信息收集	（1）方法：讲授法、案例教学法、实训法 （2）重点与难点：营养与健康相关突发公共卫生事件信息收集	1
			2）食物中毒事件信息上报程序		

续表

模块	课程	学习单元	课程内容	培训建议	课堂学时
5．社区营养管理	5-1 营养与健康信息收集	（2）膳食与健康风险因素评估	1）健康风险因素评价的意义	（1）方法：讲授法 （2）重点与难点：个体健康风险因素评价方法	1
			2）健康风险因素评价的类型和方法		
			3）健康风险因素的概念和分类		
			4）个体健康风险因素评价的报告		
		（3）社区人群营养与健康档案数据库的建立	1）数据库建立类型	（1）方法：讲授法、实训法 （2）重点与难点：营养与健康档案数据库的建立方法	1
			2）营养与健康档案数据库的特点和建立方法		
	5-2 营养干预	（1）营养干预项目的数据分析	1）营养干预项目的数据分析方法	（1）方法：讲授法、实训法 （2）重点与难点：营养干预项目的数据分析方法	1
			2）营养干预项目的数据分析注意事项		
		（2）营养干预项目的实施方法	1）营养干预实施方案的制定	（1）方法：讲授法、实训法 （2）重点与难点：营养干预实施方案的制定	1
			2）营养干预方案实施的方法和步骤		
		（3）营养干预的过程评价和效果评价	1）形成评价与过程评价的内容和常用方法	（1）方法：讲授法、实训法 （2）重点与难点：常用的比较性统计方法	1
			2）形成评价与过程评价的常用指标		
			3）项目效果评价基础知识		
			4）常用的比较性统计方法		
6．培训与指导	6-1 培训	培训实施	1）常见教学法的概述	（1）方法：项目教学法 （2）重点与难点：常见教学法的应用	1
			2）常见教学法的应用		
	6-2 指导	实习指导方法和案例教学法	1）实习指导方法 ①技能指导基本技能概述 ②技能指导的基本步骤 ③指导对象学情分析	（1）方法：项目教学法	1

续表

模块	课程	学习单元	课程内容	培训建议	课堂学时
6．培训与指导	6–2　指导	技能指导	2）案例教学法 ①案例教学法常用模式 ②案例教学法的基本要点	（2）重点与难点：实习指导方法和案例教学法的应用	
课堂学时合计					45

2.2.5　一级 / 高级技师职业技能培训课程规范

模块	课程	学习单元	课程内容	培训建议	课堂学时
1．膳食调查和评价	1–1　食物摄入量调查	（1）称重法膳食调查方案制定	1）膳食调查方案设计基本内容 2）质量和误差控制要点	（1）方法：讲授法、实训法 （2）重点与难点：质量和误差控制要点	1
		（2）24 小时回顾法膳食调查方案和实施计划制定	1）24 小时回顾法膳食调查方案设计基本要点 2）分析评价的统计方法 3）调查方案的可行性分析方法	（1）方法：讲授法、实训法 （2）重点与难点：24 小时回顾法膳食调查方案设计基本要点，分析评价的统计方法	1
		（3）记账法膳食调查方案制定	记账法膳食调查方案设计基本要点	（1）方法：讲授法、实训法 （2）重点与难点：记账法膳食调查方案设计基本要点	1
		（4）食物频率法膳食调查方案制定	食物频率法膳食调查方案设计基本要点	（1）方法：讲授法、实训法 （2）重点与难点：食物频率法膳食调查方案设计基本要点	1

续表

模块	课程	学习单元	课程内容	培训建议	课堂学时
1. 膳食调查和评价	1–1 食物摄入量调查	(5) 四种膳食调查方法的质量控制要点	1) 误差出现的常见原因 2) 误差产生的主要来源 3) 关键环节控制原则	(1) 方法：讲授法、实训法 (2) 重点与难点：关键环节控制原则	1
	1–2 营养素摄入量计算	营养监测数据分析比较	1) 营养监测基本知识 2) 数据对比分析要点	(1) 方法：讲授法、实训法 (2) 重点与难点：数据对比分析要点	1
	1–3 膳食营养分析与评价	(1) 营养监测结果评价	1) 不同时间膳食调查结果的对比分析 2) 膳食质量主要变化总结	(1) 方法：讲授法、实训法 (2) 重点与难点：不同时间膳食调查结果的对比分析	1
		(2) 监测调查总结和报告	1) 营养监测报告的格式 2) 营养监测报告的内容	(1) 方法：讲授法、实训法 (2) 重点与难点：营养监测报告的内容	1
2. 人体营养状况测定和评价	2–1 体格测量	体格测量的质量控制	1) 质量控制的定义 2) 体格测量质量控制的基本内容	(1) 方法：讲授法、实训法 (2) 重点与难点：体格测量质量控制的基本内容	1
	2–2 体格状况分析与评价	(1) 个体营养状况综合评价	1) 个体营养状况综合评价的内容 2) 个体营养状况综合评价的步骤和要点	(1) 方法：讲授法 (2) 重点与难点：个体营养状况综合评价的步骤和要点	1
		(2) 群体营养状况综合评价	1) 群体营养状况综合评价的内容 2) 群体营养状况综合评价的方法 3) 营养状况评价调查报告的撰写规范及要求	(1) 方法：讲授法 (2) 重点与难点：营养状况综合评价的方法及调查报告的撰写	1

续表

模块	课程	学习单元	课程内容	培训建议	课堂学时
2．人体营养状况测定和评价	2–3　常见检测项目指标解读	（1）老年人少肌症的营养状况综合评估	1）少肌症的定义、危害 2）少肌症的测试方法 3）少肌症的判断标准	（1）方法：讲授法 （2）重点与难点：少肌症的判断标准	1
		（2）吞咽障碍的营养状况综合评估	1）吞咽障碍和适宜食品 2）咀嚼吞咽障碍的判断	（1）方法：讲授法 （2）重点与难点：咀嚼吞咽障碍的判断	1
3．膳食设计和评估	3–1　食物选购和评价	（1）特殊膳食食品应用	1）特殊膳食食品的主要类别 ①婴幼儿配方食品 ②婴幼儿辅助食品 ③特殊医学用途配方食品 ④其他特殊膳食食品 2）特殊膳食食品的食品标签规范	（1）方法：讲授法、实训法 （2）重点与难点：特殊膳食食品的主要类别	1
		（2）营养标签制作	1）营养成分的计算 2）营养成分分析数据表达及其标示要求 3）数据修约 4）营养声称和营养成分功能声称的标识方法	（1）方法：讲授法、实训法 （2）重点与难点：营养成分的计算，营养声称和营养成分功能声称的标识方法	1
		（3）吞咽障碍用食物框架分级	1）咀嚼吞咽障碍食品质构调整原则 2）吞咽困难者食品的特点和分级 ①液体食品 ②固体食品 ③吞咽训练专用食品	（1）方法：讲授法 （2）重点与难点：吞咽困难者食品的特点和分级	1
	3–2　食谱设计	（1）高能量－蛋白质、高钙食谱的设计及营养不良人群的膳食指导	1）高能量－蛋白质、高钙食谱设计的原则 2）富含蛋白质、钙等营养素的食物来源	（1）方法：讲授法、实训法 （2）重点与难点：高能量－蛋白质、高钙食谱设计的原则	1

续表

模块	课程	学习单元	课程内容	培训建议	课堂学时
3．膳食设计和评估	3-2　食谱设计	（2）特殊需求人员食谱设计	1）常见食物的嘌呤、胆固醇含量和分类 2）低嘌呤、低胆固醇食谱的编制原则	（1）方法：讲授法 （2）重点与难点：低嘌呤、低胆固醇食谱的编制原则	1
	3-3　膳食制作和指导	（1）高尿酸血症人群的膳食要点及指导	1）高尿酸血症的危害 2）高尿酸血症人群的膳食制作要点	（1）方法：讲授法、实训法 （2）重点与难点：高尿酸血症人群的膳食制作要点	1
		（2）吞咽困难者的膳食制作和指导	1）吞咽困难者的膳食制作方法 2）吞咽困难者的吞咽康复训练及辅助工具	（1）方法：讲授法、案例教学法、实训法 （2）重点与难点：吞咽困难者的膳食制作方法	1
		（3）肌肉衰减者的膳食指导	1）肌肉衰减的危害 2）预防肌肉衰减的膳食 3）肌肉衰减者的营养防治	（1）方法：讲授法、案例教学法、实训法 （2）重点与难点：肌肉衰减者的营养防治	1
4．营养教育和咨询	4-1　营养教育	（1）营养传播活动的策划与组织	1）营养传播活动的组织和策划基本原则 2）营养传播活动的组织和策划流程与技巧	（1）方法：讲授法、实训法 （2）重点与难点：营养传播活动的组织和策划流程与技巧	1
		（2）营养教育计划设计	1）营养教育的主要对象 2）营养教育的方法和步骤 3）营养教育计划设计的基本原则 4）营养教育计划的主要设计步骤	（1）方法：讲授法、实训法 （2）重点与难点：营养教育计划的主要设计步骤	1
		（3）营养和食品安全教育效果评价	1）评价的基本原则和概念 2）营养教育传播材料的过程评价 3）营养教育传播材料的效果评价	（1）方法：讲授法、实训法 （2）重点与难点：营养教育传播材料的效果评价	1

续表

模块	课程	学习单元	课程内容	培训建议	课堂学时
4．营养教育和咨询	4-2 营养咨询	(1) 饮食行为矫正	1) 饮食行为的评估方法 2) 饮食行为矫正和改善 3) 饮食行为矫正的方法和技巧	(1) 方法：讲授法、实训法 (2) 重点与难点：饮食行为矫正的方法和技巧	1
		(2) 营养咨询效果评价	1) 营养咨询效果评价内容与方法 2) 营养咨询效果评价的注意事项	(1) 方法：讲授法、实训法 (2) 重点与难点：营养咨询效果评价内容与方法	1
5．社区营养管理	5-1 营养与健康信息收集	(1) 抽样调查方法	1) 普查和抽样调查 2) 抽样方法	(1) 方法：讲授法、实训法 (2) 重点与难点：抽样方法	1
		(2) 样本量的估算	1) 样本量估算及其意义 2) 现况研究样本量估算 3) 病例对照研究样本量估算 4) 研究设计和样本量	(1) 方法：讲授法、实训法 (2) 重点与难点：现况研究样本量估算	1
		(3) 社区人群营养与健康档案数据库建立	1) 健康档案数据库 2) 应用软件的数据处理	(1) 方法：讲授法、实训法 (2) 重点与难点：健康档案数据库	1
	5-2 营养干预	(1) 营养干预方案设计和实施方案的制定	1) 营养干预的基本理论 2) 常见的营养干预方法 3) 营养干预计划和实施方案	(1) 方法：讲授法、实训法 (2) 重点与难点：营养干预计划和实施方案	1
		(2) 营养干预总结报告撰写	1) 营养干预项目资料分析方法 2) 研究报告撰写内容和步骤	(1) 方法：讲授法、实训法 (2) 重点与难点：病例对照研究的设计要点	1

续表

模块	课程	学习单元	课程内容	培训建议	课堂学时
6．培训与指导	6–1　培训	（1）公共营养师综合培训计划编制	1）公共营养师综合培训计划的主要内容	（1）方法：讲授法、实训法 （2）重点与难点：公共营养师综合培训计划的编制	1
			2）公共营养师综合培训计划的编制		
		（2）公共营养师培训讲义编写	1）营养学专业教材讲义的编写原则与方法	（1）方法：讲授法、实训法 （2）重点与难点：公共营养师培训讲义或辅导材料的编写要点	1
			2）公共营养师培训讲义或辅导材料的编写要点		
	6–2　指导	（1）示教指导	1）示教指导法	（1）方法：讲授法、实训法 （2）重点与难点：示教指导法	1
			2）启发式指导法		
			3）讨论式指导法		
		（2）公共营养师培训与教学管理	1）教育心理学基础知识	（1）方法：讲授法、实训法 （2）重点与难点：教育心理学基础知识	1
			2）教学管理的基本内容和对管理者的基本要求		
课堂学时合计					35

2.2.6　培训建议中培训方法说明

1．讲授法

讲授法指教师主要运用语言方式，系统地向学员传授知识，传播思想观念，即教师通过叙述、描绘、解释、推论来传递信息、传授知识、阐明概念、论证定律和公式，引导学员获取知识，认识和分析问题。

2．讨论法

讨论法指在教师的指导下，学员以班级或小组为单位，围绕学习单元的内容，对某一专题进行深入探讨，通过讨论或辩论，从而获得知识或巩固知识的一种教学方法，要求教师在讨论结束时对讨论的主题做归纳性总结。

3．实训法

实训法指学员在教师的指导下巩固知识、运用知识，形成技能技巧的方法。通过实际操作的练习，形成操作技能。

4．参观法

参观法指教师组织或指导学员进行实地观察、调查、研究和学习，使学员获得新知识或巩固已学知识的教学方法。参观法可细分为“准备性参观、并行性参观、总结性参观”等。

5．演示法

演示法指在教学过程中，教师通过示范操作和讲解使学员获得知识、技能的教学方法。教学中，教师对操作内容进行现场演示，边操作边讲解，强调操作的关键步骤和注意事项，使学员边学边做，理论与技能并重，师生互动，提高学生的学习兴趣和学习效率。

6．案例教学法

案例教学法指教师通过对案例进行分析，提出问题，分析问题，并找到解决问题的途径和手段，培养学员分析问题、处理问题的能力。

7．项目教学法

项目教学法指以实际应用为目的，将理论知识与实际工作相结合，通过师生共同完成一个完整的项目工作，使学员获得知识和实践操作能力与解决实际问题能力的教学方法。其实施以小组为学习单位，步骤一般分为确定项目任务、计划、决策、实施、检查和评价 6 个步骤。强调学员在学习过程中的主体地位，以学员为中心，以学员学习为主、教师指导为辅，通过完成教学项目，激发学员的学习积极性，使学员既获得相关理论知识，又掌握实践技能和工作方法，提高学员解决实际问题的综合能力。

8．角色扮演法

角色扮演法指学员通过不同角色的扮演，体验自身角色的内涵和对方角色的心理，充分展现各种角色的“为”和“位”。

9．情景表演法

情景表演法指教师在实施培训前事先准备和布置培训现场，并设定情景表演的情景、对话内容及评估标准，通过学员现场的情景表演活动以及教师对活动效果的及时评估，从而达到培训的预期效果。

10．实物示教法

实物示教法指教师通过实物的操作演示或对学员实物操作演示的评价，实现对学员技能操作步骤和要领掌握情况的检查、纠错、修正，并演示正确操作方法的一种教学方法。

11．观摩法

观摩法指让学员通过现场观摩、观看视频等形式，学习、获取知识、技能的一种教学方法。

2.3 考核规范

2.3.1 职业基本素质培训考核规范

考核范围	考核比重（%）	考核内容	考核比重（%）	考核单元
1．职业道德	3	1–1 职业概述	1	职业认知
		1–2 职业道德基本知识	1	道德与职业道德
		1–3 职业守则	1	职业守则
2．医学基础知识	5	2–1 人体结构与生理功能	3	（1）人体结构
				（2）人体系统组成及生理功能
		2–2 食物的消化和吸收	2	食物的消化和吸收
3．营养学基础知识	28	3–1 能量和宏量营养素	5	（1）能量
				（2）蛋白质
				（3）脂类
				（4）碳水化合物
		3–2 矿物质	10	（1）概述
				（2）常量元素
				（3）微量元素
		3–3 维生素	10	（1）概述
				（2）脂溶性维生素
				（3）水溶性维生素
		3–4 水和其他膳食成分	3	（1）水
				（2）植物化学物
				（3）其他

续表

考核范围	考核比重（%）	考核内容	考核比重（%）	考核单元
4．各类人群营养知识	15	4–1　孕妇、乳母生理特点及营养需要	4	（1）孕妇
				（2）乳母
		4–2　婴幼儿生长发育及营养需要	4	（1）婴儿
				（2）幼儿
		4–3　儿童生长发育及营养需要	4	（1）学龄前儿童
				（2）学龄儿童
		4–4　老年人生理特点及营养需要	3	老年人
5．食物营养与食品安全	20	5–1　各类食物营养特点	8	（1）植物性食物
				（2）动物性食物
				（3）油脂和调味品
				（4）营养强化食品
				（5）保健食品
		5–2　食谱设计与膳食管理	2	（1）食谱编制
				（2）膳食管理
		5–3　各类食品卫生要求	5	（1）植物性食品的卫生要求
				（2）动物性食品的卫生要求
				（3）其他食品的卫生要求
		5–4　食源性疾病及预防	4	（1）食品污染及其预防
				（2）食物中毒及其预防
		5–5　餐饮食品卫生管理	1	（1）餐饮食品卫生管理
				（2）餐饮营养管理
6．公共营养	13	6–1　营养调查与评价	2	营养调查及评价
		6–2　中国居民膳食指南	6	（1）一般人群膳食指南
				（2）特定人群膳食指南
		6–3　膳食营养素参考摄入量	4	膳食营养素参考摄入量
		6–4　社区营养管理基础	1	社区营养管理

续表

考核范围	考核比重（%）	考核内容	考核比重（%）	考核单元
7．营养教育和健康促进	11	7–1　营养咨询和传播概论	4	（1）营养咨询
				（2）健康传播
				（3）营养教育
		7–2　膳食相关疾病的预防	5	（1）营养缺乏病的预防
				（2）膳食相关性疾病的预防
		7–3　营养干预和健康促进	2	（1）营养干预
				（2）社区健康促进方法
8．相关政策法规标准	5	8–1　食物营养相关法律法规	2	（1）营养相关的国家政策
				（2）营养相关的食品安全标准
		8–2　餐饮服务操作相关安全管理要求	3	餐饮服务操作相关安全管理要求

2.3.2　四级 / 中级职业技能培训理论知识考核规范

考核范围	考核比重（%）	考核内容	考核比重（%）	考核单元
1．膳食调查和评价	25	1–1　食物摄入量调查	9	（1）膳食调查——称重法
				（2）食物可食部和废弃率的计算
				（3）食物生熟重量比值的换算
				（4）称重记录表的使用
				（5）膳食中各类食物摄入量的计算
		1–2　营养素摄入量计算	8	（1）食物成分表的应用
				（2）一份菜肴营养素摄入量的计算
				（3）一日膳食中能量和主要营养素的计算
		1–3　膳食营养分析与评价	8	膳食结构分析与评价

续表

考核范围	考核比重（%）	考核内容	考核比重（%）	考核单元
2．人体营养状况测定和评价	25	2–1　体格测量	9	（1）成人身高的测量
				（2）成人体重的测量
				（3）成人腰围的测量
				（4）上臂围的测量
				（5）皮褶厚度的测量
		2–2　体格状况分析与评价	8	（1）标准体重和体质指数（BMI）的计算
				（2）成人消瘦、超重和肥胖的判断
		2–3　常见检测项目指标解读	8	（1）营养性贫血的判断
				（2）血脂异常的判断
				（3）血糖异常的判断
				（4）血压异常的判断
3．膳食设计和评估	40	3–1　食物选购和评价	10	（1）食物选购及储存相关知识
				（2）食品标签解读
				（3）食品营养标签解读和合理选购预包装食品
		3–2　食谱设计	15	（1）成人膳食设计
				（2）成人一餐食谱编制
				（3）成人一日食谱编制
				（4）食物交换份法
		3–3　膳食制作和指导	15	（1）食物烹调
				（2）健康烹饪方式
4．社区营养管理	10	4–1　营养与健康信息收集	5	（1）访谈和调查表填写
				（2）入户动员
				（3）数据资料的录入
		4–2　营养干预	5	（1）人群基本资料的计算与分析
				（2）普通人群运动方案设计和膳食指南准则
				（3）以“健康中国”为核心开展社区健康活动

2.3.3 四级 / 中级职业技能培训操作技能考核规范

考核范围	考核比重（%）	考核内容	考核比重（%）	考核形式	选考方式	考核时间（分钟）	重要程度
1．膳食调查和评价	25	1-1 食物摄入量调查	9	笔试	必考	25	X
		1-2 营养素摄入量计算	8	笔试	必考		X
		1-3 膳食营养分析与评价	8	笔试	必考		X
2．人体营养状况测定和评价	25	2-1 体格测量	9	笔试	必考	25	X
		2-2 体格状况分析与评价	8	笔试	必考		X
		2-3 常见检测项目指标解读	8	笔试	选考		X
3．膳食设计和评估	40	3-1 食物选购和评价	10	笔试	必考	40	X
		3-2 食谱设计	15	笔试	必考		X
		3-3 膳食制作和指导	15	笔试	选考		Y
4．社区营养管理	10	4-1 营养与健康信息收集	5	笔试	选考	10	Y
		4-2 营养干预	5	笔试	选考		Y

重要程度说明：“X”表示核心要素，是鉴定中最重要、出现频率最高的内容，具有必备性、典型性的特点。“Y”表示一般要素，是鉴定中一般重要的内容。

2.3.4 三级 / 高级职业技能培训理论知识考核规范

考核范围	考核比重（%）	考核内容	考核比重（%）	考核单元
1．膳食调查和评价	15	1-1 食物摄入量调查	7	（1）膳食摄入量调查——24 小时回顾法
				（2）膳食摄入量调查——24 小时回顾法和膳食史结合方法

续表

考核范围	考核比重（%）	考核内容	考核比重（%）	考核单元
1．膳食调查和评价		1-1　食物摄入量调查		（3）膳食摄入量调查——记账法
				（4）膳食摄入量调查——称重记账法
				（5）食物重量的估计
		1-2　营养素摄入量计算	4	（1）营养计算管理软件的应用
				（2）食物和营养素摄入量计算
		1-3　膳食营养分析与评价	4	（1）膳食能量和营养素的摄入评价
				（2）膳食结构的评价与要点
2．人体营养状况测定和评价	20	2-1　体格测量	8	（1）婴幼儿体格测量
				（2）儿童身高和体重的监测
				（3）婴幼儿及儿童生长发育曲线
				（4）孕妇体格测量
		2-2　体格状况分析与评价	6	（1）婴幼儿、儿童体格发育的评价
				（2）婴幼儿、儿童发育迟缓的判断
				（3）儿童、孕妇和乳母超重或肥胖的判断
		2-3　常见检测项目指标解读	6	（1）蛋白质－能量营养不良判断
				（2）骨软化病的判断与评价
				（3）儿童佝偻病的判断与评价
				（4）营养性贫血的判断
				（5）锌缺乏的判断与评价
3．膳食设计和评估	35	3-1　食物选购和评价	10	（1）食品添加剂的应用
				（2）餐饮食品营养标识指南的应用
				（3）食物营养价值分析
		3-2　食谱设计	15	（1）确定成人主食用量
				（2）确定成人副食用量
				（3）成人一餐食谱编制
				（4）成人一日食谱编制
				（5）婴儿辅食的添加
				（6）幼儿食谱的编制
				（7）团餐餐饮和食谱设计

续表

考核范围	考核比重（%）	考核内容	考核比重（%）	考核单元
3．膳食设计和评估		3–3　膳食制作和指导	10	（1）母乳喂养指导
				（2）辅食制作
				（3）月子餐制作
4．营养教育和咨询	20	4–1　营养教育	10	（1）讲座的方法和基本技巧
				（2）小组传播
				（3）根据对象选择教育和沟通方式
		4–2　营养咨询	10	（1）营养咨询的方法和技巧
				（2）随访咨询和评估
				（3）个别劝导
5．社区营养管理	10	5–1　营养与健康信息收集	5	（1）个人健康档案的建立
				（2）数据的初步处理和分析
		5–2　营养干预	5	（1）社区营养干预方案设计
				（2）运动与膳食结合的方案制定
				（3）体力活动水平测评

2.3.5　三级 / 高级职业技能培训操作技能考核规范

考核范围	考核比重（%）	考核内容	考核比重（%）	考核形式	选考方式	考核时间（分钟）	重要程度
1．膳食调查和评价	15	1–1　食物摄入量调查	7	笔试	必考	20	X
		1–2　营养素摄入量计算	4	笔试	必考		X
		1–3　膳食营养分析与评价	4	笔试	必考		X
2．人体营养状况测定和评价	20	2–1　体格测量	8	笔试	必考	20	X
		2–2　体格状况分析与评价	6	笔试	必考		X
		2–3　常见检测项目指标解读	6	笔试	必考		X

续表

考核范围	考核比重（%）	考核内容	考核比重（%）	考核形式	选考方式	考核时间（分钟）	重要程度
3．膳食设计和评估	35	3-1　食物选购和评价	10	笔试	选考	30	X
		3-2　食谱设计	15	笔试	必考		X
		3-3　膳食制作和指导	10	笔试	选考		Y
4．营养教育和咨询	20	4-1　营养教育	10	笔试	必考	10	Y
		4-2　营养咨询	10	笔试	选考		Y
5．社区营养管理	10	5-1　营养与健康信息收集	5	笔试	选考	5	Y
		5-2　营养干预	5	笔试	选考		Y

2.3.6　二级／技师职业技能培训理论知识考核规范

考核范围	考核比重（%）	考核内容	考核比重（%）	考核单元
1．膳食调查和评价	10	1-1　食物摄入量调查	4	（1）食物频率法调查表的设计
				（2）食物频率法
				（3）群体膳食营养调查
		1-2　营养素摄入量计算	3	（1）个体食物频率法调查资料的计算
				（2）群体食物频率法调查资料的计算
		1-3　膳食营养分析与评价	3	（1）膳食资料的分析和评价
				（2）膳食调查报告撰写
2．人体营养状况测定和评价	20	2-1　体格测量	8	（1）体成分分析仪的使用方法及指标解读
				（2）老年人握力测量
				（3）体格测量的质量控制
		2-2　体格状况分析与评价	6	（1）老年人营养不良风险评估
				（2）运动能力和功能范围
		2-3　常见检测项目指标解读	6	（1）血液中营养相关指标的分析
				（2）尿液中常见指标的分析
				（3）老年人衰弱的识别和评估

续表

考核范围	考核比重（%）	考核内容	考核比重（%）	考核单元
3．膳食设计和评估	35	3–1　食物选购和评价	10	（1）营养强化食品的选择
				（2）营养素补充剂的选购
				（3）营养素补充剂的评价
		3–2　食谱设计	15	（1）老年人食谱设计
				（2）一周食谱的设计
				（3）低能量、低脂肪、低血糖生成指数食谱的设计
				（4）缓解便秘的膳食设计
		3–3　膳食制作和指导	10	（1）老年人饮食的制作
				（2）高膳食纤维膳食的制作
				（3）体重控制和减肥膳食指导
4．营养教育和咨询	20	4–1　营养教育	10	（1）营养健康教育宣传材料的制作
				（2）营养科普讲演和健康动员
		4–2　营养咨询	10	（1）老年人群营养状况咨询与指导
				（2）社区现场咨询和网络咨询
5．社区营养管理	10	5–1　营养与健康信息收集	5	（1）公共卫生突发事件相关知识
				（2）膳食与健康风险因素评估
				（3）社区人群营养与健康档案数据库的建立
		5–2　营养干预	5	（1）营养干预项目的数据分析
				（2）营养干预项目的实施方法
				（3）营养干预的过程评价和效果评价
6．培训与指导	5	6–1　培训	3	培训实施
		6–2　指导	2	实习指导方法和案例教学法

2.3.7 二级 / 技师职业技能培训操作技能考核规范

考核范围	考核比重（%）	考核内容	考核比重（%）	考核形式	选考方式	考核时间（分钟）	重要程度
1. 膳食调查和评价	10	1-1 食物摄入量调查	4	笔试	必考	20	X
		1-2 营养素摄入量计算	3	笔试	必考		X
		1-3 膳食营养分析与评价	3	笔试	必考		X
2. 人体营养状况测定和评价	20	2-1 体格测量	8	笔试	必考	20	X
		2-2 体格状况分析与评价	6	笔试	必考		X
		2-3 常见检测项目指标解读	6	笔试	必考		X
3. 膳食设计和评估	35	3-1 食物选购和评价	10	笔试	选考	30	X
		3-2 食谱设计	15	笔试	必考		X
		3-3 膳食制作和指导	10	笔试	选考		Y
4. 营养教育和咨询	20	4-1 营养教育	10	笔试	必考	10	Y
		4-2 营养咨询	10	笔试	选考		Y
5. 社区营养管理	10	5-1 营养与健康信息收集	5	笔试	选考	5	Y
		5-2 营养干预	5	笔试	选考		Y
6. 培训与指导	5	6-1 培训	3	笔试	选考	5	Y
		6-2 指导	2	笔试	选考		Y

2.3.8 一级 / 高级技师职业技能培训理论知识考核规范

考核范围	考核比重（%）	考核内容	考核比重（%）	考核单元
1．膳食调查和评价	10	1–1 食物摄入量调查	4	（1）称重法膳食调查方案制定
				（2）24 小时回顾法膳食调查方案和实施计划制定
				（3）记账法膳食调查方案制定
				（4）食物频率法膳食调查方案制定
				（5）四种膳食调查方法的质量控制要点
		1–2 营养素摄入量计算	3	营养监测数据分析比较
		1–3 膳食营养分析与评价	3	（1）营养监测结果评价
				（2）监测调查总结和报告
2．人体营养状况测定和评价	10	2–1 体格测量	4	体格测量的质量控制
		2–2 体格状况分析与评价	3	（1）个体营养状况综合评价
				（2）群体营养状况综合评价
		2–3 常见检测项目指标解读	3	（1）老年人少肌症的营养状况综合评估
				（2）吞咽障碍的营养状况综合评估
3．膳食设计和评估	30	3–1 食物选购和评价	9	（1）特殊膳食食品应用
				（2）营养标签制作
				（3）吞咽障碍用食物框架分级
		3–2 食谱设计	12	（1）高能量－蛋白质、高钙食谱的设计及营养不良人群的膳食指导
				（2）特殊需求人员食谱设计
		3–3 膳食制作和指导	9	（1）高尿酸血症人群的膳食要点及指导
				（2）吞咽困难者的膳食制作和指导
				（3）肌肉衰减者的膳食指导
4．营养教育和咨询	20	4–1 营养教育	12	（1）营养传播活动的策划与组织
				（2）营养教育计划设计
				（3）营养和食品安全教育效果评价
		4–2 营养咨询	8	（1）饮食行为矫正
				（2）营养咨询效果评价

续表

考核范围	考核比重（%）	考核内容	考核比重（%）	考核单元
5．社区营养管理	20	5-1 营养与健康信息收集	10	（1）抽样调查方法
				（2）样本量的估算
				（3）社区人群营养与健康档案数据库建立
		5-2 营养干预	10	（1）营养干预方案设计和实施方案的制定
				（2）营养干预总结报告撰写
6．培训与指导	10	6-1 培训	6	（1）公共营养师综合培训计划编制
				（2）公共营养师培训讲义编写
		6-2 指导	4	（1）示教指导
				（2）公共营养师培训与教学管理

2.3.9 一级 / 高级技师职业技能培训操作技能考核规范

考核范围	考核比重（%）	考核内容	考核比重（%）	考核形式	选考方式	考核时间（分钟）	重要程度
1．膳食调查和评价	10	1-1 食物摄入量调查	4	笔试	必考	20	X
		1-2 营养素摄入量计算	3	笔试	必考		X
		1-3 膳食营养分析与评价	3	笔试	必考		X
2．人体营养状况测定和评价	10	2-1 体格测量	4	笔试	必考	20	X
		2-2 体格状况分析与评价	3	笔试	必考		X
		2-3 常见检测项目指标解读	3	笔试	必考		X
3．膳食设计和评估	30	3-1 食物选购和评价	9	笔试	选考	30	X
		3-2 食谱设计	12	笔试	必考		X
		3-3 膳食制作和指导	9	笔试	选考		Y

续表

考核范围	考核比重（%）	考核内容	考核比重（%）	考核形式	选考方式	考核时间（分钟）	重要程度
4. 营养教育和咨询	20	4-1　营养教育	12	笔试	必考	10	Y
		4-2　营养咨询	8	笔试	选考		Y
5. 社区营养管理	20	5-1　营养与健康信息收集	10	笔试	选考	5	Y
		5-2　营养干预	10	笔试	选考		Y
6. 培训与指导	10	6-1　培训	6	笔试	选考	5	Y
		6-2　指导	4	笔试	选考		Y

附录

培训要求与课程规范对照表

附录 1 职业基本素质培训要求与课程规范对照表

<table>
<tr><th colspan="3">2.1.1 职业基本素质培训要求</th><th colspan="4">2.2.1 职业基本素质培训课程规范</th></tr>
<tr><th>职业基本素质模块（模块）</th><th>培训内容（课程）</th><th>培训细目</th><th>学习单元</th><th>课程内容</th><th>培训建议</th><th>课堂学时</th></tr>
<tr><td rowspan="9">1．职业道德</td><td rowspan="2">1-1 职业概述</td><td rowspan="2">（1）公共营养师行业简介
（2）公共营养师的工作内容</td><td rowspan="2">职业认知</td><td>1）公共营养师行业概述
①职业定义
②职业简介</td><td rowspan="2">（1）方法：讲授法、案例教学法
（2）重点与难点：职业定义</td><td rowspan="2">1</td></tr>
<tr><td>2）公共营养师的工作内容</td></tr>
<tr><td rowspan="3">1-2 职业道德基本知识</td><td rowspan="3">（1）道德
（2）职业道德
（3）公共营养师职业道德规范</td><td rowspan="3">道德与职业道德</td><td>1）道德
①道德的概述
②道德的特点
③道德的作用</td><td rowspan="3">（1）方法：讲授法、案例教学法
（2）重点与难点：职业道德</td><td rowspan="3">1</td></tr>
<tr><td>2）职业道德
①职业道德的概念
②职业道德的特征
③职业道德的社会作用
④社会主义职业道德的核心思想和指导原则</td></tr>
<tr><td>3）社会主义职业道德的基本规范</td></tr>
<tr><td rowspan="4">1-3 职业守则</td><td rowspan="4">职业守则</td><td rowspan="4">职业守则</td><td>1）遵纪守法，诚实守信，团结协作</td><td rowspan="4">（1）方法：讲授法、案例教学法
（2）重点与难点：职业守则</td><td rowspan="4">1</td></tr>
<tr><td>2）忠于职守，爱岗敬业，钻研业务</td></tr>
<tr><td>3）认真负责，服务于民，平等待人</td></tr>
<tr><td>4）科学求实，精益求精，开拓创新</td></tr>
<tr><td rowspan="9">2．医学基础知识</td><td rowspan="9">2-1 人体结构与生理功能</td><td rowspan="9">（1）人体结构
（2）人体系统组成及生理功能</td><td rowspan="3">（1）人体结构</td><td>1）细胞</td><td rowspan="3">（1）方法：讲授法
（2）重点与难点：细胞和组织</td><td rowspan="3">1</td></tr>
<tr><td>2）组织</td></tr>
<tr><td>3）系统</td></tr>
<tr><td rowspan="6">（2）人体系统组成及生理功能</td><td>1）消化系统</td><td rowspan="6">（1）方法：讲授法
（2）重点与难点：消化系统、循环系统和免疫系统</td><td rowspan="6">2</td></tr>
<tr><td>2）运动系统</td></tr>
<tr><td>3）呼吸系统</td></tr>
<tr><td>4）循环系统</td></tr>
<tr><td>5）免疫系统</td></tr>
<tr><td>6）其他系统</td></tr>
</table>

续表

2.1.1 职业基本素质培训要求			2.2.1 职业基本素质培训课程规范			
职业基本素质模块（模块）	培训内容（课程）	培训细目	学习单元	课程内容	培训建议	课堂学时
2．医学基础知识	2–2 食物的消化和吸收	（1）食物的消化 （2）食物的吸收	食物消化和吸收	1）口腔内消化 2）胃内消化和吸收 3）小肠内消化和吸收 4）大肠内消化和吸收	（1）方法：讲授法、案例教学法 （2）重点与难点：小肠内消化和吸收	1
3．营养学基础知识	3–1 能量和宏量营养素	（1）能量 （2）蛋白质 （3）脂类 （4）碳水化合物	（1）能量	1）能量概念及单位 2）能量来源 3）能量消耗 4）能量需要量及膳食参考摄入量 5）能量的食物来源	（1）方法：讲授法、案例教学法 （2）重点与难点：能量来源、能量消耗及能量膳食参考摄入量	1
			（2）蛋白质	1）蛋白质的组成 2）氨基酸的分类 3）蛋白质的分类 4）蛋白质的消化、吸收和代谢 5）蛋白质的生理功能 6）食物蛋白质的营养评价 7）蛋白质的互补作用 8）蛋白质参考摄入量及食物来源 9）蛋白质营养状况评价	（1）方法：讲授法、案例教学法 （2）重点与难点：蛋白质及氨基酸的分类、食物蛋白质营养评价、蛋白质互补作用、蛋白质参考摄入量及食物来源、蛋白质营养状况评价	1
			（3）脂类	1）脂类的组成和分类 2）脂类的消化吸收 3）脂类的生理功能 4）膳食脂肪参考摄入量及食物来源	（1）方法：讲授法、案例教学法 （2）重点与难点：脂类的分类、膳食脂肪参考摄入量及食物来源	1
			（4）碳水化合物	1）碳水化合物的分类 2）碳水化合物的消化吸收 3）碳水化合物的生理功能 4）血糖生成指数 5）膳食碳水化合物的参考摄入量及食物来源	（1）方法：讲授法、案例教学法 （2）重点与难点：碳水化合物的分类、血糖生成指数、膳食碳水化合物的参考摄入量及食物来源	1

续表

2.1.1 职业基本素质培训要求			2.2.1 职业基本素质培训课程规范			
职业基本素质模块（模块）	培训内容（课程）	培训细目	学习单元	课程内容	培训建议	课堂学时
3．营养学基础知识	3–2 矿物质	（1）常量元素 （2）微量元素	（1）概述	1）矿物质的定义	（1）方法：讲授法、案例教学法 （2）重点与难点：矿物质的分类和特点	1
				2）矿物质的分类		
				3）矿物质的特点		
			（2）常量元素	1）钙	（1）方法：讲授法、案例教学法 （2）重点与难点：钙、镁、钾、钠	2
				2）磷		
				3）镁		
				4）钾		
				5）钠		
			（3）微量元素	1）铁	（1）方法：讲授法、案例教学法 （2）重点与难点：铁、锌、碘、硒	2
				2）锌		
				3）碘		
				4）硒		
	3–3 维生素	（1）脂溶性维生素 （2）水溶性维生素	（1）概述	1）维生素的定义	（1）方法：讲授法、案例教学法 （2）重点与难点：维生素的分类和特点	1
				2）维生素的分类		
				3）维生素的特点		
			（2）脂溶性维生素	1）维生素 A	（1）方法：讲授法、案例教学法 （2）重点与难点：维生素 A、维生素 D、维生素 E	1
				2）维生素 D		
				3）维生素 E		
				4）维生素 K		
			（3）水溶性维生素	1）维生素 B_1	（1）方法：讲授法、案例教学法 （2）重点与难点：维生素 B_1、维生素 B_2、烟酸、叶酸、维生素 C	2
				2）维生素 B_2		
				3）维生素 B_6		
				4）维生素 B_{12}		
				5）烟酸		
				6）叶酸		
				7）维生素 C		
	3–4 水和其他膳食成分	（1）水 （2）植物化学物	（1）水	1）水在体内的分布	（1）方法：讲授法、案例教学法 （2）重点与难点：水的缺乏和水的平衡	1
				2）水的生理功能		
				3）水的缺乏		
				4）水的需要量及影响因素		

续表

2.1.1　职业基本素质培训要求			2.2.1　职业基本素质培训课程规范			
职业基本素质模块（模块）	培训内容（课程）	培训细目	学习单元	课程内容	培训建议	课堂学时
3．营养学基础知识	3–4　水和其他膳食成分	（3）动物性食物中其他活性成分	（2）植物化学物	1）植物化学物的概念及分类	（1）方法：讲授法、案例教学法 （2）重点与难点：植物化学物的概念、分类和功能，类胡萝卜素，黄酮类化合物	1
				2）植物化学物的生物活性		
				3）类胡萝卜素		
				4）黄酮类化合物		
				5）皂苷类化合物		
			（3）其他	1）辅酶 Q	（1）方法：讲授法、案例教学法 （2）重点与难点：辅酶 Q、硫辛酸	1
				2）硫辛酸		
				3）褪黑素		
4．各类人群营养知识	4–1　孕妇、乳母生理特点及营养需要	（1）孕妇的生理特点及营养需要 （2）乳母的生理特点及营养需要	（1）孕妇	1）孕期的生理特点	（1）方法：讲授法、案例教学法 （2）重点与难点：孕期的营养需要	1
				2）孕期的营养需要		
			（2）乳母	1）哺乳期的生理特点	（1）方法：讲授法、案例教学法 （2）重点与难点：哺乳期的营养需要	1
				2）哺乳期的营养需要		
	4–2　婴幼儿生长发育及营养需要	（1）婴儿的生理特点及营养需要 （2）幼儿的生理特点及营养需要	（1）婴儿	1）婴儿的生理特点	（1）方法：讲授法、案例教学法 （2）重点与难点：婴儿的营养需要	1
				2）婴儿的营养需要		
			（2）幼儿	1）幼儿的生理特点	（1）方法：讲授法、案例教学法 （2）重点与难点：幼儿的营养需要	1
				2）幼儿的营养需要		
	4–3　儿童生长发育及营养需要	（1）学龄前儿童的生理特点及营养需要 （2）学龄儿童的生理特点及营养需要	（1）学龄前儿童	1）学龄前儿童的生理特点	（1）方法：讲授法、案例教学法 （2）重点与难点：学龄前儿童的营养需要	1
				2）学龄前儿童的营养需要		
			（2）学龄儿童	1）学龄儿童的生理特点	（1）方法：讲授法、案例教学法 （2）重点与难点：学龄儿童的营养需要	1
				2）学龄儿童的营养需要		

续表

2.1.1　职业基本素质培训要求			2.2.1　职业基本素质培训课程规范			
职业基本素质模块（模块）	培训内容（课程）	培训细目	学习单元	课程内容	培训建议	课堂学时
4. 各类人群营养知识	4-4　老年人生理特点及营养需要	老年人生理特点及营养需要	老年人	1）老年人的生理特点	（1）方法：讲授法、案例教学法 （2）重点与难点：老年人的营养需要	1
				2）老年人的营养需要		
5. 食物营养与食品安全	5-1　各类食物营养特点	（1）植物性食物的营养特点 （2）动物性食物的营养特点 （3）油脂和调味品的营养特点 （4）营养强化食品的营养特点 （5）保健食品的营养特点	（1）植物性食物	1）谷薯类食物的营养特点 ①谷类 ②薯类	（1）方法：讲授法、案例教学法 （2）重点与难点：谷类食物、大豆及其制品、蔬菜和水果的营养特点	2
				2）豆类及其制品的营养特点 ①大豆及其制品 ②杂豆及其制品		
				3）蔬果类食物的营养特点 ①蔬菜类 ②水果类		
				4）坚果类食物的营养特点		
			（2）动物性食物	1）畜禽肉类的营养特点 ①畜类 ②禽类	（1）方法：讲授法、案例教学法 （2）重点与难点：畜禽肉类、水产类、蛋类及乳类的营养特点	2
				2）水产类的营养特点		
				3）蛋类及其制品的营养特点		
				4）乳类及其制品的营养特点		
			（3）油脂和调味品	1）食用油脂的营养特点	（1）方法：讲授法、案例教学法 （2）重点与难点：食用油脂、调味品的营养特点	1
				2）调味品的营养特点		
			（4）营养强化食品	1）食品营养强化的概念及意义	（1）方法：讲授法、案例教学法 （2）重点与难点：食品营养强化的基本要求	1
				2）食品营养强化的基本要求		
			（5）保健食品	1）保健食品的概念	（1）方法：讲授法、案例教学法 （2）重点与难点：保健食品的基本要求和功能	1
				2）保健食品的基本要求		
				3）常见保健食品的功效成分		
				4）保健食品的功能原理		
				5）保健食品的管理		

续表

2.1.1 职业基本素质培训要求			2.2.1 职业基本素质培训课程规范			
职业基本素质模块（模块）	培训内容（课程）	培训细目	学习单元	课程内容	培训建议	课堂学时
5．食物营养与食品安全	5-2 食谱设计与膳食管理	（1）食谱编制 （2）膳食管理	（1）食谱编制	1）食谱编制的原则 2）食谱编制的方法	（1）方法：讲授法、案例教学法 （2）重点与难点：食谱编制实践	1
			（2）膳食管理	1）个体膳食设计和指导 2）团体膳食设计和指导	（1）方法：讲授法、案例教学法 （2）重点与难点：膳食指导	1
	5-3 各类食品卫生要求	（1）植物性食品卫生要求 （2）动物性食品卫生要求 （3）其他食品卫生要求	（1）植物性食品的卫生要求	1）粮豆类 2）蔬菜水果	（1）方法：讲授法、案例教学法 （2）重点与难点：粮豆类和蔬菜水果的卫生要求	1
			（2）动物性食品的卫生要求	1）畜禽肉类 2）水产品 3）蛋类 4）奶及奶制品	（1）方法：讲授法、案例教学法 （2）重点与难点：畜禽肉类、水产品、蛋类及奶类食品的卫生要求	1
			（3）其他食品的卫生要求	1）油脂类 2）冷饮食品 3）罐头食品	（1）方法：讲授法、案例教学法 （2）重点与难点：油脂的卫生要求	1
	5-4 食源性疾病及预防	（1）食品污染及其预防	（1）食品污染及其预防	1）生物性污染及其防治 ①食品腐败变质 ②细菌性污染及其防治 ③霉菌与霉菌毒素污染及其防治 2）化学性污染及其防治 ①农药污染及其防治 ②有毒金属污染及其防治 ③N- 亚硝基化合物污染及其防治 ④其他化学性污染及其防治 3）物理性污染及其防治 ①杂物污染及其防治 ②放射性污染及其防治	（1）方法：讲授法、案例教学法 （2）重点与难点：生物性污染及化学性污染	2

续表

2.1.1 职业基本素质培训要求			2.2.1 职业基本素质培训课程规范			
职业基本素质模块（模块）	培训内容（课程）	培训细目	学习单元	课程内容	培训建议	课堂学时
5．食物营养与食品安全	5-4 食源性疾病及预防	（2）食物中毒及其预防	（2）食物中毒及其预防	1）食物中毒的概念、特点及分类	（1）方法：讲授法、案例教学法 （2）重点与难点：细菌性食物中毒、有毒动植物中毒	2
				2）细菌性食物中毒 ①沙门菌食物中毒 ②副溶血弧菌食物中毒 ③葡萄球菌食物中毒 ④其他细菌性食物中毒		
				3）有毒动植物中毒 ①河豚中毒 ②鱼类引起的组胺中毒 ③毒蕈中毒 ④含氰苷类植物中毒		
				4）化学性食物中毒 ①亚硝酸盐食物中毒 ②砷中毒 ③有机磷农药中毒		
	5-5 餐饮食品卫生管理	（1）餐饮食品卫生管理 （2）餐饮营养管理	（1）餐饮食品卫生管理	1）餐饮场所、从业人员的卫生要求	（1）方法：讲授法、案例教学法 （2）重点与难点：食物原料采购、运输、储存要求，食品加工和供应卫生要求	1
				2）食物原料采购、运输、储存要求		
				3）食品加工和供应卫生要求		
				4）洗刷消毒的卫生要求		
			（2）餐饮营养管理	1）膳食设计和管理要求	（1）方法：讲授法、案例教学法 （2）重点与难点：膳食设计和管理要求	1
				2）营养管理关键点		
6．公共营养	6-1 营养调查与评价	营养调查与评价的方法	营养调查及评价	1）营养调查概述 ①定义 ②主要内容 ③意义	（1）方法：讲授法、案例教学法	1
				2）膳食调查与评价 ①膳食调查的目的 ②膳食调查方法 ③膳食调查结果与评价		
				3）体格测量指标与评价 ①目的 ②常用指标及测量方法 ③体格测量的评价 ④体格测量评价的参考标准		

续表

2.1.1 职业基本素质培训要求			2.2.1 职业基本素质培训课程规范			
职业基本素质模块（模块）	培训内容（课程）	培训细目	学习单元	课程内容	培训建议	课堂学时
6．公共营养	6-1 营养调查与评价	营养调查与评价的方法	营养调查及评价	4）实验室检查和临床检查 ①目的 ②实验室检测常用指标 ③营养缺乏病的常见体征	（2）重点与难点：膳食调查方法，体格测量方法，实验室检测常用指标	
	6-2 中国居民膳食指南	（1）一般人群的膳食指南 （2）特定人群的膳食指南	（1）一般人群膳食指南	1）中国居民膳食指南概述	（1）方法：讲授法、案例教学法 （2）重点与难点：一般人群膳食指南的关键推荐	2
				2）关键推荐 ①食物多样，合理搭配 ②吃动平衡，健康体重 ③多吃蔬果、奶类、全谷、大豆 ④适量吃鱼、禽、蛋、瘦肉 ⑤少盐少油，控糖限酒 ⑥规律进餐，足量饮水 ⑦会烹会选，会看标签 ⑧公筷分餐，杜绝浪费		
				3）应用		
			（2）特定人群膳食指南	1）孕妇、乳母膳食指南	（1）方法：讲授法、案例教学法 （2）重点与难点：孕妇、乳母膳食指南	2
				2）婴幼儿喂养指南		
				3）儿童膳食指南		
				4）老年人膳食指南		
				5）素食人群膳食指南		
	6-3 膳食营养素参考摄入量	膳食营养素参考摄入量的基础知识与应用	膳食营养素参考摄入量	1）膳食营养素参考摄入量基础知识	（1）方法：讲授法、案例教学法 （2）重点与难点：膳食营养素参考摄入量的应用	1
				2）膳食营养素参考摄入量的应用		
	6-4 社区营养管理基础	社区营养管理	社区营养管理	1）社区营养管理概述	（1）方法：讲授法、案例教学法 （2）重点与难点：社区居民营养与健康资料收集	1
				2）社区动员		
				3）社区居民营养与健康资料收集		
				4）营养改善项目		
7．营养教育和健康促进	7-1 营养咨询和传播概论	（1）营养咨询 （2）健康传播 （3）营养教育	（1）营养咨询	1）营养咨询方法	（1）方法：讲授法、案例教学法 （2）重点与难点：营养咨询技巧	1
				2）营养咨询技巧		
			（2）健康传播	1）健康传播概述	（1）方法：讲授法、案例教学法 （2）重点与难点：健康传播相关理论	1
				2）健康传播相关理论		

续表

<table>
<tr><th colspan="3">2.1.1 职业基本素质培训要求</th><th colspan="4">2.2.1 职业基本素质培训课程规范</th></tr>
<tr><th>职业基本素质模块（模块）</th><th>培训内容（课程）</th><th>培训细目</th><th>学习单元</th><th>课程内容</th><th>培训建议</th><th>课堂学时</th></tr>
<tr><td rowspan="10">7. 营养教育和健康促进</td><td rowspan="3">7-1 营养咨询和传播概论</td><td rowspan="3">（1）营养咨询
（2）健康传播
（3）营养教育</td><td rowspan="3">（3）营养教育</td><td>1）营养教育概述</td><td rowspan="3">（1）方法：讲授法、案例教学法
（2）重点与难点：营养教育方法</td><td rowspan="3">1</td></tr>
<tr><td>2）营养教育相关理论</td></tr>
<tr><td>3）营养教育的方法和步骤</td></tr>
<tr><td rowspan="6">7-2 膳食相关疾病的预防</td><td rowspan="6">（1）营养缺乏病的预防
（2）膳食相关性疾病的预防</td><td rowspan="3">（1）营养缺乏病的预防</td><td>1）能量－蛋白质营养不良</td><td rowspan="3">（1）方法：讲授法、案例教学法
（2）重点与难点：维生素和矿物质缺乏病</td><td rowspan="3">1</td></tr>
<tr><td>2）维生素缺乏病
①维生素 A 缺乏
②维生素 D 缺乏
③ B 族维生素缺乏
④维生素 C 缺乏</td></tr>
<tr><td>3）矿物质缺乏病
①钙缺乏
②铁缺乏
③碘缺乏
④锌缺乏</td></tr>
<tr><td rowspan="3">（2）膳食相关性疾病的预防</td><td>1）代谢性疾病
①肥胖的预防及膳食指导
②糖尿病的预防及膳食指导
③痛风的预防及膳食指导</td><td rowspan="3">（1）方法：讲授法、案例教学法
（2）重点与难点：膳食相关性疾病预防及膳食指导</td><td rowspan="3">1</td></tr>
<tr><td>2）心血管疾病
①高血压的预防及膳食指导
②血脂异常的预防及膳食指导</td></tr>
<tr><td>3）少肌症的预防及膳食指导</td></tr>
<tr><td rowspan="5">7-3 营养干预和健康促进</td><td rowspan="5">（1）营养干预
（2）健康促进方法</td><td rowspan="3">（1）营养干预</td><td>1）行为干预理论介绍</td><td rowspan="3">（1）方法：讲授法、案例教学法
（2）重点与难点：个体营养干预方法</td><td rowspan="3">1</td></tr>
<tr><td></td><td>2）个体营养干预方法</td></tr>
<tr><td></td><td>3）群体营养干预方法</td></tr>
<tr><td></td><td rowspan="2">（2）社区健康促进方法</td><td>1）健康促进概述
①健康促进的概念
②健康促进的主要内容
③健康促进的意义</td><td rowspan="2">（1）方法：讲授法、案例教学法
（2）重点与难点：健康促进优先行动领域</td><td rowspan="2">1</td></tr>
<tr><td></td><td>2）健康促进优先行动领域</td></tr>
</table>

续表

2.1.1 职业基本素质培训要求			2.2.1 职业基本素质培训课程规范			
职业基本素质模块（模块）	培训内容（课程）	培训细目	学习单元	课程内容	培训建议	课堂学时
8. 相关政策法规标准	8–1 食物营养相关法律法规	食物营养相关法律法规	（1）营养相关的国家政策	1）国民营养计划 2）健康中国行动	（1）方法：讲授法、案例教学法 （2）重点与难点：国民营养计划、健康中国行动	1
			（2）营养相关的食品安全标准	1）《国家食品安全标准预包装食品营养标签通则》 2）《国家食品安全标准预包装食品标签通则》	（1）方法：讲授法、案例教学法 （2）重点与难点：《国家食品安全标准预包装食品营养标签通则》	1
	8–2 餐饮服务操作相关安全管理要求	餐饮服务操作相关安全管理要求	餐饮服务操作相关安全管理要求	1）《中华人民共和国食品安全法》 2）餐饮服务食品安全的其他管理要求	（1）方法：讲授法、案例教学法 （2）重点与难点：《餐饮服务食品安全操作规范》	1
课堂学时合计						65

附录 2　四级 / 中级职业技能培训要求与课程规范对照表

2.1.2 四级 / 中级职业技能培训要求				2.2.2 四级 / 中级职业技能培训课程规范			
职业功能模块（模块）	培训内容（课程）	技能目标	培训细目	学习单元	课程内容	培训建议	课堂学时
1. 膳食调查和评价	1–1 食物摄入量调查	1–1–1 能对食物进行称量	（1）食物秤的使用方法及食物称重 （2）食物的可食部和废弃率	（1）膳食调查——称重法	1）食物称重的准备 2）食物秤的使用方法 3）食物的称重	（1）方法：讲授法、演示法、实训法 （2）重点与难点：准确称取食物重量	1
				（2）食物可食部和废弃率的计算	1）食物的可食部和废弃率的概念 2）可食部计算	（1）方法：讲授法、演示法、实训法 （2）重点与难点：食物的可食部计算	1
				（3）食物生熟重量比值的换算	1）烹调重量变化率 2）生熟重量比值的换算	（1）方法：讲授法、演示法、实训法	1

续表

2.1.2 四级 / 中级职业技能培训要求				2.2.2 四级 / 中级职业技能培训课程规范			
职业功能模块（模块）	培训内容（课程）	技能目标	培训细目	学习单元	课程内容	培训建议	课堂学时
1．膳食调查和评价	1-1 食物摄入量调查	1-1-1 能对食物进行称量	（3）食物的生熟重量比值	（3）食物生熟重量比值的换算	3）生熟重量比值与原料重量的换算方法	（2）重点与难点：生熟重量比值与原料重量的换算	
		1-1-2 能记录每种食物量和用餐人次	（1）称重记录表的设计 （2）称重记录表的使用	（4）称重记录表的使用	1）称重记录表的设计原则	（1）方法：讲授法、演示法、实训法 （2）重点与难点：称重记录表的设计和使用方法	1
					2）称重记录表的设计方法		
					3）称重记录表的使用方法		
		1-1-3 能计算每人每日食物摄入量	各类食物的摄入量计算	（5）膳食中各类食物摄入量的计算	1）食物的分类及排序	（1）方法：讲授法、演示法、实训法 （2）重点与难点：各类食物的摄入量计算	2
					2）各类食物的摄入量计算		
	1-2 营养素摄入量计算	1-2-1 能查阅食物成分表	（1）食物成分表的基本内容 （2）食物成分表的使用方法	（1）食物成分表的应用	1）食物成分表的基本内容	（1）方法：讲授法、实训法 （2）重点与难点：食物成分表的使用方法	2
					2）食物成分表的食物分类		
					3）食物成分表的数据表达		
					4）食物成分表的使用方法 ①明确食物和分类 ②食物成分表的查询 ③注意事项		
					5）与营养成分相关的折算方法		
		1-2-2 能进行食物营养素含量计算	（1）菜肴原料的记录 （2）菜肴原料营养成分的查询	（2）一份菜肴营养素摄入量的计算	1）菜肴原料的记录和营养成分的查询 ①询问或分析原料的名称 ②确定原料的重量 ③应用食物成分表进行营养成分查询	（1）方法：讲授法、实训法	2

续表

2.1.2　四级 / 中级职业技能培训要求				2.2.2　四级 / 中级职业技能培训课程规范			
职业功能模块（模块）	培训内容（课程）	技能目标	培训细目	学习单元	课程内容	培训建议	课堂学时
1．膳食调查和评价	1-2　营养素摄入量计算	1-2-2　能进行食物营养素含量计算	（3）菜肴营养素含量计算	（2）一份菜肴营养素摄入量的计算	2）营养素含量计算 ①各食物营养素含量计算 ②求和	（2）重点与难点：营养素含量计算	
		1-2-3　能计算每人每日膳食能量和营养素摄入量	（1）膳食能量的计算方法 （2）膳食营养素的计算方法	（3）一日膳食中能量和主要营养素的计算	1）一日膳食能量的计算 ①直接计算法 ②宏量营养素折算法 ③三餐能量分配比计算	（1）方法：讲授法、实训法 （2）重点与难点：一日膳食能量、营养素的计算及三餐能量分配比	2
					2）一日膳食营养素的计算 ①宏量营养素的计算 ②微量营养素的计算		
	1-3　膳食营养分析与评价	1-3-1　能根据《中国居民膳食指南》进行食物分类	（1）膳食模式 （2）膳食结构的分析与评价	膳食结构分析与评价	1）膳食模式的依据与方法 ①各类食物的营养价值 ②平衡膳食的基本要求 ③中国居民平衡膳食宝塔	（1）方法：讲授法、实训法 （2）重点与难点：膳食结构的分析与评价	2
		1-3-2　能对膳食组成进行分析、评价			2）膳食结构的分析与评价 ①食物归类与分析 ②食物摄入量计算 ③比较和分析		
2．人体营养状况测定和评价	2-1　体格测量	2-1-1　能测量身高	身高的测量	（1）成人身高的测量	1）身高测量的方法及其意义	（1）方法：讲授法、演示法、实训法 （2）重点与难点：身高计的使用方法和注意事项	1
					2）身高测量的准备		
					3）身高计的使用方法和注意事项		

续表

2.1.2 四级 / 中级职业技能培训要求				2.2.2 四级 / 中级职业技能培训课程规范			
职业功能模块（模块）	培训内容（课程）	技能目标	培训细目	学习单元	课程内容	培训建议	课堂学时
2．人体营养状况测定和评价	2–1 体格测量	2–1–2 能测量体重	体重的测量	（2）成人体重的测量	1）体重测量的方法及其意义	（1）方法：讲授法、演示法、实训法 （2）重点与难点：体重秤的使用方法和注意事项	1
					2）体重测量的准备		
					3）体重秤的使用方法和注意事项		
		2–1–3 能测量腰围	腰围的测量	（3）成人腰围的测量	1）腰围测量的意义	（1）方法：讲授法、演示法、实训法 （2）重点与难点：腰围测量方法与要点	1
					2）腰围测量的准备		
					3）腰围测量方法与要点		
		2–1–4 能测量上臂围和皮褶厚度	（1）上臂围的测量 （2）皮褶厚度的测量	（4）上臂围的测量	1）上臂围测量的意义	（1）方法：讲授法、演示法、实训法 （2）重点与难点：上臂围测量方法与要点	1
					2）上臂围测量的准备		
					3）上臂围测量方法与要点		
				（5）皮褶厚度的测量	1）皮褶厚度测量的意义	（1）方法：讲授法、演示法、实训法 （2）重点与难点：皮褶厚度测量方法与要点	1
					2）皮褶厚度测量的准备		
					3）皮褶厚度测量方法与要点		
	2–2 体格状况分析与评价	2–2–1 能计算标准体重和体质指数（BMI）	（1）标准体重的计算和应用 （2）BMI 的计算和应用	（1）标准体重和体质指数（BMI）的计算	1）标准体重的计算	（1）方法：讲授法、实训法 （2）重点与难点：标准体重、体质指数（BMI）的计算	1
					2）体质指数（BMI）的计算		
		2–2–2 能判断成人消瘦、超重和肥胖	（1）消瘦的判断方法及改善建议 （2）超重和肥胖的判断方法及改善建议	（2）成人消瘦、超重和肥胖的判断	1）消瘦的判断方法、评价及改善建议	（1）方法：讲授法、实训法 （2）重点与难点：消瘦、超重和肥胖的判断	2
					2）成人超重和肥胖的判断方法、评价及改善建议		

续表

2.1.2　四级 / 中级职业技能培训要求				2.2.2　四级 / 中级职业技能培训课程规范			
职业功能模块（模块）	培训内容（课程）	技能目标	培训细目	学习单元	课程内容	培训建议	课堂学时
2．人体营养状况测定和评价	2-3　常见检测项目指标解读	2-3-1　能根据化验结果判断血红蛋白状况	（1）营养性贫血的症状及体征 （2）营养性贫血的判断与评价	（1）营养性贫血的判断	1）缺铁性贫血的症状与体征 2）缺铁性贫血的判断要点 3）含铁食物来源	（1）方法：讲授法、实训法 （2）重点与难点：缺铁性贫血的判断	1
		2-3-2　能根据化验结果判断血脂状况	（1）血脂测定值的判断与分析 （2）血脂异常的临床分类和治疗目标	（2）血脂异常的判断	1）血脂测定值的判断分析 ①甘油三酯 ②胆固醇 ③高密度脂蛋白胆固醇 ④低密度脂蛋白胆固醇 2）血脂异常临床分类	（1）方法：讲授法、实训法 （2）重点与难点：血脂测定值的判断分析	2
		2-3-3　能根据化验结果判断血糖状况	血糖测定值的判断与分析	（3）血糖异常的判断	1）空腹血糖 2）餐后两小时血糖 3）OGTT 实验 4）糖化血红蛋白	（1）方法：讲授法、实训法 （2）重点与难点：血糖测定值的判断分析	2
		2-3-4　能解读血压测量数据	（1）血压的测量 （2）血压值的判断	（4）血压异常的判断	1）血压（收缩压、舒张压）高低的意义 2）血压的检测方法 3）血压的判定标准	（1）方法：讲授法、演示法、实训法 （2）重点与难点：血压的检测方法及判定标准	2
3．膳食设计和评估	3-1　食物选购和评价	3-1-1　能合理选购和储存食物	（1）合理选择食物 （2）正确储存食物	（1）食物选购及储存相关知识	1）食物的选择原则 2）食物感官检验 3）各类食物的储存方法	（1）方法：讲授法、实训法 （2）重点与难点：食物的选购和储存	2
		3-1-2　能解读预包装食品标签	预包装食品标签的基本内容和解读	（2）食品标签解读	1）食品标签的规范标准 2）食品标签核心解读	（1）方法：讲授法、实训法 （2）重点与难点：食品标签核心解读	1

续表

<table>
<tr><th colspan="4">2.1.2　四级 / 中级职业技能培训要求</th><th colspan="4">2.2.2　四级 / 中级职业技能培训课程规范</th></tr>
<tr><th>职业功能模块（模块）</th><th>培训内容（课程）</th><th>技能目标</th><th>培训细目</th><th>学习单元</th><th>课程内容</th><th>培训建议</th><th>课堂学时</th></tr>
<tr><td rowspan="14">3. 膳食设计和评估</td><td rowspan="3">3-1　食物选购和评价</td><td>3-1-3　能解读营养标签</td><td>营养标签的基本内容和解读</td><td rowspan="3">（3）食品营养标签解读和合理选购预包装食品</td><td>1）食品营养标签的标准和法规</td><td rowspan="3">（1）方法：讲授法、实训法
（2）重点与难点：食品营养标签解读</td><td rowspan="3">2</td></tr>
<tr><td rowspan="2">3-1-4　能合理选购预包装食品</td><td rowspan="2">预包装食品合理选购</td><td>2）食品营养标签的解读
①营养成分表
②营养声称
③营养成分功能声称</td></tr>
<tr><td>3）合理选购预包装食品</td></tr>
<tr><td rowspan="9">3-2　食谱设计</td><td rowspan="6">3-2-1　能根据《中国居民膳食指南》设计健康成人一日食谱</td><td rowspan="6">（1）成人膳食设计
（2）成人食谱编制</td><td rowspan="3">（1）成人膳食设计</td><td>1）确定膳食营养目标</td><td rowspan="3">（1）方法：讲授法、实训法
（2）重点与难点：确定膳食营养目标</td><td rowspan="3">3</td></tr>
<tr><td>2）确定和选择食物</td></tr>
<tr><td>3）确定食物用量</td></tr>
<tr><td rowspan="2">（2）成人一餐食谱编制</td><td>1）成人的餐次分配原则</td><td rowspan="2">（1）方法：讲授法、实训法
（2）重点与难点：编制成人一餐食谱</td><td rowspan="2">2</td></tr>
<tr><td>2）编制食谱的要求和注意事项</td></tr>
<tr><td>（3）成人一日食谱编制</td><td>一日食谱的编制基本原则和程序</td><td>（1）方法：讲授法、实训法
（2）重点与难点：编制成人一日食谱</td><td>2</td></tr>
<tr><td rowspan="3">3-2-2　能应用食物交换份法调整食谱</td><td rowspan="3">（1）食物交换份法的原则
（2）食物交换份法的使用</td><td rowspan="3">（4）食物交换份法</td><td>1）食物交换份法的制定原则</td><td rowspan="3">（1）方法：讲授法、实训法
（2）重点与难点：食物交换份法的制定原则和使用注意事项</td><td rowspan="3">2</td></tr>
<tr><td>2）食物交换份法的使用注意事项</td></tr>
<tr><td>3）利用食物交换份法编制、调整成人食谱</td></tr>
<tr><td rowspan="2">3-3　膳食制作和指导</td><td rowspan="2">3-3-1　能选用合理方法烹调食物</td><td rowspan="2">（1）烹调方法对食物颜色、味道的影响
（2）烹调方法对食物营养素的影响</td><td rowspan="2">（1）食物烹调</td><td>1）烹调方法和特点</td><td rowspan="2">（1）方法：讲授法、实训法
（2）重点与难点：食物烹调技巧</td><td rowspan="2">1</td></tr>
<tr><td>2）食物烹调对营养素的影响</td></tr>
</table>

续表

2.1.2 四级 / 中级职业技能培训要求				2.2.2 四级 / 中级职业技能培训课程规范			
职业功能模块（模块）	培训内容（课程）	技能目标	培训细目	学习单元	课程内容	培训建议	课堂学时
3．膳食设计和评估	3-3 膳食制作和指导	3-3-2 能示范减盐、减油和减糖烹调	（1）指导居民减盐的策略 （2）指导居民减油的策略 （3）指导居民减糖的策略	（2）健康烹饪方式	1）居民减盐指导 ①盐摄入过量的危害 ②盐的建议摄入量 ③减盐具体方法	（1）方法：讲授法、实训法 （2）重点与难点：减盐、减油和减糖具体方法	3
					2）居民减油指导 ①油的建议摄入量 ②减油具体方法		
					3）居民减糖指导 ①添加糖的建议摄入量 ②减糖具体方法		
4．社区营养管理	4-1 营养与健康信息收集	4-1-1 能填写营养和健康信息表	（1）居民健康档案管理服务规范 （2）访谈技巧	（1）访谈和调查表填写	1）社区管理工作常识	（1）方法：讲授法、实训法 （2）重点与难点：访谈和调查表填写方法与技巧	1
					2）访谈和调查表填写方法与技巧		
		4-1-2 能组织动员社区居民和人员登记	社区动员与访谈技巧	（2）入户动员	1）社区动员的相关知识	（1）方法：讲授法、实训法 （2）重点与难点：营养健康相关活动的动员工作	1
					2）沟通、入户动员及观察方法与技巧		
		4-1-3 能使用相关工具录入信息	数据录入及管理软件使用	（3）数据资料的录入	1）数据类型及转换基础知识	（1）方法：讲授法、实训法 （2）重点与难点：准确录入相关数据资料	1
					2）营养与健康相关数据录入、验证、整理的方法与技巧		
	4-2 营养干预	4-2-1 能计算人群营养缺乏病发病率和患病率	（1）计量资料和计数资料概念 （2）发病率、患病率的概念及计算	（1）人群基本资料的计算与分析	1）比、率的概念和计算方法	（1）方法：讲授法、实训法 （2）重点与难点：人群基本资料的百分比和患病率的计算	1
					2）发病率、患病率的概念和计算方法		

续表

<table>
<tr><td colspan="4">2.1.2　四级 / 中级职业技能培训要求</td><td colspan="4">2.2.2　四级 / 中级职业技能培训课程规范</td></tr>
<tr><td>职业功能模块（模块）</td><td>培训内容（课程）</td><td>技能目标</td><td>培训细目</td><td>学习单元</td><td>课程内容</td><td>培训建议</td><td>课堂学时</td></tr>
<tr><td rowspan="4">4．社区营养管理</td><td rowspan="4">4-2　营养干预</td><td rowspan="2">4-2-2　能制定或执行群众性运动方案</td><td rowspan="2">（1）运动类别
（2）运动安全注意事项
（3）一般人群膳食指南</td><td rowspan="2">（2）普通人群运动方案设计和膳食指南准则</td><td>1）成人身体活动指南和膳食指南基本知识
①运动类型
②安全运动的条件
③膳食指南准则</td><td rowspan="2">（1）方法：讲授法、实训法
（2）重点与难点：普通人群运动方案设计</td><td rowspan="2">2</td></tr>
<tr><td>2）普通人群科学运动方案设计</td></tr>
<tr><td rowspan="2">4-2-3　能组织社区健康活动</td><td rowspan="2">组织动员方法</td><td rowspan="2">（3）以“健康中国”为核心开展社区健康活动</td><td>1）“健康中国”行动的主要内容和意义</td><td rowspan="2">（1）方法：讲授法、实训法
（2）重点与难点：社区健康营养活动组织</td><td rowspan="2">2</td></tr>
<tr><td>2）社区健康活动的组织方法</td></tr>
<tr><td colspan="7">课堂学时合计</td><td>55</td></tr>
</table>

附录 3　三级 / 高级职业技能培训要求与课程规范对照表

<table>
<tr><td colspan="4">2.1.3　三级 / 高级职业技能培训要求</td><td colspan="4">2.2.3　三级 / 高级职业技能培训课程规范</td></tr>
<tr><td>职业功能模块（模块）</td><td>培训内容（课程）</td><td>技能目标</td><td>培训细目</td><td>学习单元</td><td>课程内容</td><td>培训建议</td><td>课堂学时</td></tr>
<tr><td rowspan="8">1．膳食调查和评价</td><td rowspan="8">1-1　食物摄入量调查</td><td rowspan="6">1-1-1　能用24小时回顾法进行食物摄入量调查</td><td rowspan="6">（1）24小时回顾法的原理及实施方法
（2）24小时回顾法调查的实施要点
（3）24小时回顾法和膳食史结合方法的原理和实施要点</td><td rowspan="3">（1）膳食摄入量调查——24小时回顾法</td><td>1）24小时回顾法的原理和特点</td><td rowspan="3">（1）方法：讲授法、演示法、实训法
（2）重点与难点：24小时回顾法的技术要点</td><td rowspan="3">1</td></tr>
<tr><td>2）24小时回顾法的技术要点</td></tr>
<tr><td>3）24小时回顾法个人人日数换算</td></tr>
<tr><td rowspan="3">（2）膳食摄入量调查——24小时回顾法和膳食史结合方法</td><td>1）膳食史法的原理和特点</td><td rowspan="3">（1）方法：讲授法、演示法、实训法
（2）重点与难点：膳食史法的原理</td><td rowspan="3">1</td></tr>
<tr><td>2）表格设计要求</td></tr>
<tr><td>3）注意事项</td></tr>
<tr><td rowspan="2">1-1-2　能用记账法进行人群食物消耗量调查</td><td rowspan="2">（1）记账法的原理
（2）记账法的实施要点</td><td rowspan="2">（3）膳食摄入量调查——记账法</td><td>1）记账法的原理和优缺点</td><td rowspan="2">（1）方法：讲授法、演示法、实训法
（2）重点与难点：记账法的原理</td><td rowspan="2">1</td></tr>
<tr><td>2）记账法的基本方法和要点</td></tr>
</table>

续表

2.1.3 三级 / 高级职业技能培训要求				2.2.3 三级 / 高级职业技能培训课程规范			
职业功能模块（模块）	培训内容（课程）	技能目标	培训细目	学习单元	课程内容	培训建议	课堂学时
1．膳食调查和评价	1-1 食物摄入量调查	1-1-2 能用记账法进行人群食物消耗量调查	（3）称重记账法的实施方法	（4）膳食摄入量调查——称重记账法	1）称重记账法调查表的设计 2）相关计算方法	（1）方法：讲授法、演示法、实训法 （2）重点与难点：相关计算方法	1
		1-1-3 能将食物份量和重量换算	（1）常见食物份量 （2）食物份量、重量换算	（5）食物重量的估计	1）常用食物量具和容量 2）常见食物的份 3）常见量具和食物份的量	（1）方法：讲授法、演示法、实训法 （2）重点与难点：常见量具和食物份的量	1
	1-2 营养素摄入量计算	1-2-1 能应用营养计算管理软件	营养计算管理软件的选择	（1）营养计算管理软件的应用	1）选择合适的应用软件 2）营养计算管理软件的使用方法 3）注意事项 4）应用软件计算食物和营养素摄入量	（1）方法：讲授法、演示法、实训法 （2）重点与难点：营养计算管理软件的使用方法，应用软件计算食物和营养素摄入量	2
		1-2-2 能应用软件计算食物和营养素摄入量	计算食物和营养素摄入量				
		1-2-3 能用24小时回顾法资料计算食物和营养素摄入量	24小时回顾法的膳食营养素摄入量计算	（2）食物和营养素摄入量计算	1）食物摄入量计算 2）营养素摄入量计算	（1）方法：讲授法、实训法 （2）重点与难点：营养素摄入量计算	1
	1-3 膳食营养分析与评价	1-3-1 能判断膳食能量和营养素是否满足需要	《中国居民膳食营养素参考摄入量》的应用	（1）膳食能量和营养素的摄入评价	1）成人和妇幼人群的膳食营养素参考摄入量（DRIs） 2）膳食调查结果分析 ①膳食能量及营养素分析步骤 ②膳食能量及营养素评价依据与方法	（1）方法：讲授法、实训法 （2）重点与难点：膳食调查结果分析	1

续表

<table>
<tr><th colspan="4">2.1.3　三级 / 高级职业技能培训要求</th><th colspan="4">2.2.3　三级 / 高级职业技能培训课程规范</th></tr>
<tr><th>职业功能模块（模块）</th><th>培训内容（课程）</th><th>技能目标</th><th>培训细目</th><th>学习单元</th><th>课程内容</th><th>培训建议</th><th>课堂学时</th></tr>
<tr><td rowspan="4">1．膳食调查和评价</td><td rowspan="4">1–3　膳食营养分析与评价</td><td rowspan="2">1–3–2　能对优质蛋白质的比例、三大产能营养素的供能比进行分析和评价</td><td rowspan="4">（1）产能营养素食物来源分布计算
（2）三餐提供能量比例计算
（3）膳食结构的分析与评价</td><td rowspan="4">（2）膳食结构的评价与要点</td><td>1）能量营养素的来源和计算</td><td rowspan="4">（1）方法：讲授法、实训法
（2）重点与难点：膳食结构分析、评价依据和方法</td><td rowspan="4">1</td></tr>
<tr><td>2）优质蛋白质比例的计算</td></tr>
<tr><td rowspan="2">1–3–3　能对个人膳食进行评价并提出建议</td><td>3）三餐提供能量比例的计算</td></tr>
<tr><td>4）膳食结构分析、评价依据和方法</td></tr>
<tr><td rowspan="12">2．人体营养状况测定和评价</td><td rowspan="12">2–1　体格测量</td><td rowspan="2">2–1–1　能测量婴幼儿身长或身高、体重、头围</td><td rowspan="2">（1）卧式标准量床的使用
（2）婴幼儿体格测量方法及意义</td><td rowspan="2">（1）婴幼儿体格测量</td><td>1）卧式标准量床的使用</td><td rowspan="2">（1）方法：讲授法、实训法
（2）重点与难点：婴幼儿身长、头顶至臀长、头围、胸围、体重测量的方法及意义</td><td rowspan="2">1</td></tr>
<tr><td>2）婴幼儿身长、头顶至臀长、头围、胸围、体重测量的方法及意义</td></tr>
<tr><td rowspan="5">2–1–2　能监测儿童的身高和体重</td><td rowspan="5">（1）儿童身高和体重监测实施方法及意义
（2）儿童身高和体重监测质量控制
（3）儿童身高和体重监测指标</td><td rowspan="5">（2）儿童身高和体重的监测</td><td>1）营养监测的主要功能</td><td rowspan="5">（1）方法：讲授法、实训法
（2）重点与难点：监测体重和身高的意义</td><td rowspan="5">2</td></tr>
<tr><td>2）选择营养监测指标的原则</td></tr>
<tr><td>3）监测体重和身高的意义</td></tr>
<tr><td>4）监测对象和时间</td></tr>
<tr><td>5）监测的质量控制</td></tr>
<tr><td rowspan="2">2–1–3　能绘制婴幼儿及儿童的生长发育曲线</td><td rowspan="2">（1）生长发育曲线定义
（2）生长发育曲线绘制</td><td rowspan="2">（3）婴幼儿及儿童生长发育曲线</td><td>1）生长发育曲线的概念</td><td rowspan="2">（1）方法：讲授法、实训法
（2）重点与难点：生长发育曲线的绘制</td><td rowspan="2">1</td></tr>
<tr><td>2）生长发育曲线的绘制</td></tr>
<tr><td rowspan="3">2–1–4　能进行孕妇的体格测量</td><td rowspan="3">（1）孕妇体格测量指标及意义
（2）孕妇体重监测参考值</td><td rowspan="3">（4）孕妇的体格测量</td><td>1）孕妇体格测量有关指标</td><td rowspan="3">（1）方法：讲授法、实训法
（2）重点与难点：测量指标及其意义，体重监测参考值</td><td rowspan="3">1</td></tr>
<tr><td>2）测量指标及其意义</td></tr>
<tr><td>3）体重监测参考值</td></tr>
</table>

续表

2.1.3 三级 / 高级职业技能培训要求				2.2.3 三级 / 高级职业技能培训课程规范			
职业功能模块（模块）	培训内容（课程）	技能目标	培训细目	学习单元	课程内容	培训建议	课堂学时
2．人体营养状况测定和评价	2-2 体格状况分析与评价	2-2-1 能判断婴幼儿和儿童的生长发育状况	（1）婴幼儿、儿童体格测量指标 （2）婴幼儿、儿童生长发育状态评价标准 （3）群体生长发育状态评价标准	（1）婴幼儿、儿童体格发育的评价	1）常用体格测量指标	（1）方法：讲授法、实训法 （2）重点与难点：儿童体格发育评价指标的适用人群及计算，儿童个体生长发育状况常用的评价标准	2
					2）体格发育评价指标的适用人群及计算		
					3）婴幼儿、儿童个体生长发育状况常用的评价标准		
					4）群体生长发育状况常用的评价标准		
		2-2-2 能识别婴幼儿和儿童发育迟缓	（1）生长发育迟缓与体重不足的判断 （2）其他参考指标（心理行为发育、运动发育） （3）发育迟缓影响因素	（2）婴幼儿、儿童发育迟缓的判断	1）生长发育迟缓和判断	（1）方法：讲授法、实训法 （2）重点与难点：生长发育迟缓和判断	1
					2）婴幼儿、儿童发育迟缓与体重不足的区别		
					3）其他常用参考指标（心理行为发育、运动发育）		
					4）婴幼儿、儿童发育迟缓的影响因素及可能的原因		
		2-2-3 能判断儿童、孕妇和乳母超重或肥胖	（1）儿童超重或肥胖的判断方法及改善建议 （2）孕妇、乳母超重或肥胖的判断方法及改善建议	（3）儿童、孕妇和乳母超重或肥胖的判断	1）儿童超重或肥胖的判断方法、评价及改善建议	（1）方法：讲授法、实训法 （2）重点与难点：儿童、孕妇和乳母超重或肥胖的判断	2
					2）孕妇、乳母超重或肥胖的判断方法、评价及改善建议		
	2-3 常见检测项目指标解读	2-3-1 能识别蛋白质－能量营养不良	（1）蛋白质－能量营养不良症状与体征 （2）蛋白质－能量营养不良分类	（1）蛋白质－能量营养不良判断	1）能量需要基本知识	（1）方法：讲授法、实训法 （2）重点与难点：蛋白质－能量营养不良症状与体征的基本知识	1
					2）蛋白质需要基本知识		
					3）蛋白质－能量营养不良症状与体征的基本知识		
					4）蛋白质－能量营养不良的分类		

续表

<table>
<tr><th colspan="4">2.1.3　三级 / 高级职业技能培训要求</th><th colspan="4">2.2.3　三级 / 高级职业技能培训课程规范</th></tr>
<tr><th>职业功能模块（模块）</th><th>培训内容（课程）</th><th>技能目标</th><th>培训细目</th><th>学习单元</th><th>课程内容</th><th>培训建议</th><th>课堂学时</th></tr>
<tr><td rowspan="12">2．人体营养状况测定和评价</td><td rowspan="12">2–3　常见检测项目指标解读</td><td rowspan="5">2–3–2　能判断维生素D、钙营养状况</td><td rowspan="5">（1）骨软化病的判定与评价
（2）儿童佝偻病的判断与评价</td><td rowspan="2">（2）骨软化病的判断与评价</td><td>1）骨软化病的症状和体征</td><td rowspan="2">（1）方法：讲授法、实训法
（2）重点与难点：骨软化病的判定标准</td><td rowspan="2">1</td></tr>
<tr><td>2）骨软化病的判定标准</td></tr>
<tr><td rowspan="3">（3）儿童佝偻病的判断与评价</td><td>1）儿童维生素D缺乏症——佝偻病的临床表现</td><td rowspan="3">（1）方法：讲授法、实训法
（2）重点与难点：维生素D缺乏判定、X射线检查</td><td rowspan="3">1</td></tr>
<tr><td>2）X射线检查</td></tr>
<tr><td>3）维生素D缺乏判定标准</td></tr>
<tr><td rowspan="5">2–3–3　能判断铁、锌营养状况</td><td rowspan="5">（1）铁缺乏的判断与评价
（2）锌缺乏的判断与评价</td><td rowspan="2">（4）营养性贫血的判断</td><td>1）营养性贫血的基本知识</td><td rowspan="2">（1）方法：讲授法、实训法
（2）重点与难点：缺铁性贫血的症状与体征</td><td rowspan="2">1</td></tr>
<tr><td>2）缺铁性贫血的症状与体征</td></tr>
<tr><td rowspan="3">（5）锌缺乏的判断与评价</td><td>1）锌缺乏的原因及锌缺乏的发生情况</td><td rowspan="3">（1）方法：讲授法、实训法
（2）重点与难点：锌缺乏的主要表现和判断</td><td rowspan="3">1</td></tr>
<tr><td>2）锌缺乏的主要表现和判断</td></tr>
<tr><td>3）锌缺乏的预防</td></tr>
<tr><td colspan="6"></td></tr>
<tr><td colspan="6"></td></tr>
<tr><td rowspan="6">3．膳食设计和评估</td><td rowspan="6">3–1　食物选购和评价</td><td rowspan="3">3–1–1　能解读食品原料和食品添加剂</td><td rowspan="3">（1）食品添加剂的类别
（2）食品添加剂的作用
（3）食品添加剂的使用原则</td><td rowspan="3">（1）食品添加剂的应用</td><td>1）食品添加剂的分类</td><td rowspan="3">（1）方法：讲授法、实训法
（2）重点与难点：食品添加剂的类别和作用</td><td rowspan="3">1</td></tr>
<tr><td>2）食品添加剂的主要功能</td></tr>
<tr><td>3）食品添加剂使用的基本要求</td></tr>
<tr><td rowspan="3">3–1–2　能制作餐饮食品营养标识</td><td rowspan="3">（1）菜肴营养成分计算
（2）餐饮食品营养标识制作要点</td><td rowspan="3">（2）餐饮食品营养标识指南的应用</td><td>1）菜肴营养成分的计算</td><td rowspan="3">（1）方法：讲授法、案例教学法
（2）重点与难点：餐饮食品营养标识的制作</td><td rowspan="3">1</td></tr>
<tr><td>2）餐饮食品营养标识制作方法</td></tr>
<tr><td>3）餐饮食品安全相关知识</td></tr>
</table>

续表

2.1.3 三级 / 高级职业技能培训要求				2.2.3 三级 / 高级职业技能培训课程规范			
职业功能模块（模块）	培训内容（课程）	技能目标	培训细目	学习单元	课程内容	培训建议	课堂学时
3. 膳食设计和评估	3-1 食物选购和评价	3-1-3 能进行食物营养价值分析	(1) 食物能量密度评价 (2) 蛋白质评价 (3) 碳水化合物评价 (4) 脂肪评价	(3) 食物营养价值分析	1) 能量密度和营养质量指数相关知识 2) 三大营养素质量的评价 ①食物蛋白质评价 ②食物碳水化合物评价 ③食物脂肪评价	(1) 方法：讲授法、案例教学法 (2) 重点与难点：三大营养素质量的评价	1
	3-2 食谱设计	3-2-1 能应用计算法编制食谱和评价食谱	(1) 食谱编制原则和方法 (2) 能量确定 (3) 三大营养素供能比确定	(1) 确定成人主食用量	1) 碳水化合物的概念 2) 主食用量的计算方法 3) 谷类的营养特点	(1) 方法：讲授法、案例教学法 (2) 重点与难点：主食用量的计算方法	1
				(2) 确定成人副食用量	1) 副食的概念 2) 高蛋白质和低蛋白质食物 3) 高脂肪和低脂肪食物	(1) 方法：讲授法、案例教学法 (2) 重点与难点：高蛋白质和低蛋白质食物	1
				(3) 成人一餐食谱编制	1) 成人的餐次分配原则 2) 编制食谱的要求和注意事项	(1) 方法：讲授法、案例教学法 (2) 重点与难点：成人的餐次分配原则	1
				(4) 成人一日食谱编制	1) 确定成人的营养需要 2) 科学配餐与食谱编制方法	(1) 方法：讲授法、案例教学法 (2) 重点与难点：科学配餐与食谱编制方法	1
		3-2-2 能设计辅食和幼儿食谱	(1) 婴儿辅食的添加	(5) 婴儿辅食的添加	1) 婴儿生长和消化的特点 2) 婴儿营养需要 3) 婴儿喂养要点 4) 婴儿辅食添加要点	(1) 方法：讲授法、案例教学法 (2) 重点与难点：婴儿辅食添加要点	1

续表

2.1.3 三级 / 高级职业技能培训要求				2.2.3 三级 / 高级职业技能培训课程规范			
职业功能模块（模块）	培训内容（课程）	技能目标	培训细目	学习单元	课程内容	培训建议	课堂学时
3．膳食设计和评估	3-2 食谱设计	3-2-2 能设计辅食和幼儿食谱	（2）幼儿食谱的编制	（6）幼儿食谱的编制	1）幼儿生长发育特点及营养需要 2）幼儿食物选择的特点 3）幼儿食谱设计要求	（1）方法：讲授法、案例教学法 （2）重点与难点：幼儿营养需要、食谱设计要求	1
		3-2-3 能设计团餐食谱	（1）团餐食谱设计的原则 （2）群体配餐的基本要求	（7）团餐餐饮和食谱设计	1）集体供餐营养和价格、质量要求 2）集体供餐食品卫生要求 3）群体配餐目标设计 4）DRIs 使用以及注意事项	（1）方法：讲授法、案例教学法 （2）重点与难点：群体配餐目标设计，DRIs 使用以及注意事项	2
	3-3 膳食制作和指导	3-3-1 能指导母乳喂养	（1）母乳喂养原则 （2）母乳喂养的具体操作 （3）母乳喂养的特殊问题处理及预防 （4）乳母膳食要点	（1）母乳喂养指导	1）母乳喂养的原则 2）哺乳时间和哺乳姿势 3）特殊情况的处理 4）乳母的膳食要点	（1）方法：讲授法、案例教学法 （2）重点与难点：喂奶时间和姿势，特殊情况的处理，乳母的膳食要点	1
		3-3-2 能制作婴幼儿辅食	辅食制作方法	（2）辅食制作	1）辅食制作原则 2）辅食制作的操作方法 3）辅食制作注意事项	（1）方法：讲授法、案例教学法 （2）重点与难点：辅食制作的操作方法	1
		3-3-3 能制作月子餐	月子餐制作	（3）月子餐制作	1）月子餐的制作原则 2）月子餐的制作要点	（1）方法：讲授法、案例教学法 （2）重点与难点：月子餐的制作原则	1
4．营养教育和咨询	4-1 营养教育	4-1-1 能采用讲座的方式开展营养教育	讲座方法与基本技巧	（1）讲座的方法和基本技巧	1）讲座的基本知识 2）讲座的方法 3）讲座的基本技巧	（1）方法：讲授法、案例教学法、实训法 （2）重点与难点：讲座的方法和技巧	1

续表

2.1.3　三级 / 高级职业技能培训要求				2.2.3　三级 / 高级职业技能培训课程规范			
职业功能模块（模块）	培训内容（课程）	技能目标	培训细目	学习单元	课程内容	培训建议	课堂学时
4．营养教育和咨询	4-1　营养教育	4-1-2　能组织小组活动，开展营养教育	小组讨论方法与基本技巧	（2）小组传播	1）小组传播的方法 2）小组传播的技巧	（1）方法：讲授法、案例教学法、实训法 （2）重点与难点：组织小组营养教育讨论	1
		4-1-3　能进行营养知识的大众传播	根据对象确定营养教育内容、语言表达方式、教具	（3）根据对象选择教育和沟通方式	1）目标受众需求分析 2）选择确定信息 3）语言表达技巧 4）教具选择	（1）方法：讲授法、案例教学法、实训法 （2）重点与难点：针对教育对象需求进行膳食营养知识培训	1
	4-2　营养咨询	4-2-1　能开展面对面的营养咨询	（1）营养咨询的基本知识 （2）营养咨询的语言和非语言技巧	（1）营养咨询的方法和技巧	1）营养咨询的基本知识 2）营养咨询技巧 ①人际传播沟通技巧 ②参与性技术 ③干预性咨询技术	（1）方法：讲授法、实训法 （2）重点与难点：营养咨询的方法和技巧	1
		4-2-2　能进行随访调查咨询和评估	随访咨询的概念与技术要点	（2）随访咨询和评估	1）随访咨询的基本知识 2）随访咨询的技术要点	（1）方法：讲授法、案例教学法 （2）重点与难点：随访咨询的技术要点	1
		4-2-3　能对咨询对象进行个体指导和追踪	个别劝导的基本理论和技巧	（3）个别劝导	1）个别劝导的基本理论 2）个别劝导的技巧 3）营养信息的传播策略	（1）方法：讲授法、案例教学法、实训法 （2）重点与难点：对教育对象进行个别劝导	1
5．社区营养管理	5-1　营养与健康信息收集	5-1-1　能完成营养和健康档案	（1）个人健康档案的内容 （2）个人健康档案的建立	（1）个人健康档案的建立	1）个人健康档案的主要内容 2）个人健康档案的建立方法	（1）方法：讲授法、案例教学法、实训法 （2）重点与难点：个人健康档案的建立方法	1

续表

2.1.3　三级 / 高级职业技能培训要求				2.2.3　三级 / 高级职业技能培训课程规范			
职业功能模块（模块）	培训内容（课程）	技能目标	培训细目	学习单元	课程内容	培训建议	课堂学时
5．社区营养管理	5-1　营养与健康信息收集	5-1-2　能进行数据的初步处理和分析	数据初步处理	(2) 数据的初步处理和分析	1) 异常值、缺失值的处理方法 2) 平均数、中位数等数据代表的计算和意义	(1) 方法：讲授法、案例教学法、实训法 (2) 重点与难点：平均数、中位数等数据代表的计算和意义	1
	5-2　营养干预	5-2-1　能参与社区营养干预的实施	(1) 社区常见营养问题及预防 (2) 社区营养干预内容及方法 (3) 营养干预注意事项	(1) 社区营养干预方案设计	1) 社区常见营养问题及其预防 2) 营养干预主要设计类型和策略 3) 社区营养干预的步骤与方法	(1) 方法：讲授法、案例教学法、实训法 (2) 重点与难点：社区营养干预的步骤与方法	1
		5-2-2　能设计并实施身体活动和膳食结合干预方案	(1) 常见运动项目及注意事项 (2) 运动与健康的关系	(2) 运动与膳食结合的方案制定	1) 常见运动项目的特点和注意事项 2) 运动与健康效益的关系	(1) 方法：讲授法、案例教学法、实训法 (2) 重点与难点：常见运动项目的特点和注意事项	1
		5-2-3　能估算运动量和运动强度	(1) 常见的运动类型 (2) 运动量和运动强度测评	(3) 身体活动水平测评	1) 身体活动的定义和分类 2) 运动量和运动强度 3) 身体活动水平测量方法	(1) 方法：讲授法、案例教学法、实训法 (2) 重点与难点：运动量和运动强度的估算	1
课堂学时合计							50

附录 4　二级 / 技师职业技能培训要求与课程规范对照表

2.1.4　二级 / 技师职业技能培训要求				2.2.4　二级 / 技师职业技能培训课程规范			
职业功能模块（模块）	培训内容（课程）	技能目标	培训细目	学习单元	课程内容	培训建议	课堂学时
1．膳食调查和评价	1-1　食物摄入量调查	1-1-1　能用食物频率法进行膳食调查	(1) 食物频率法调查表设计的相关知识	(1) 食物频率法调查表的设计	1) 食物频率法调查表的内容和原则要点 2) 食物频率法调查表的设计 3) 问卷的可靠性和有效性分析	(1) 方法：讲授法、实训法 (2) 重点与难点：问卷的可靠性和有效性分析	2

续表

2.1.4 二级 / 技师职业技能培训要求				2.2.4 二级 / 技师职业技能培训课程规范			
职业功能模块（模块）	培训内容（课程）	技能目标	培训细目	学习单元	课程内容	培训建议	课堂学时
1．膳食调查和评价	1-1 食物摄入量调查	1-1-1 能用食物频率法进行膳食调查	（2）食物频率法的特点和技术要点	（2）食物频率法	1）食物频率法定义 2）食物频率法的特点 3）食物频率法的技术要点	（1）方法：讲授法 （2）重点与难点：食物频率法的技术要点	1
		1-1-2 能开展群体膳食营养调查	群体膳食营养调查的方法和技术要点	（3）群体膳食营养调查	1）群体膳食调查的基本要求 2）群体膳食调查的方法 3）群体膳食调查的技术要点	（1）方法：讲授法、实训法 （2）重点与难点：群体膳食调查的方法	1
	1-2 营养素摄入量计算	1-2-1 能用频率法资料计算食物和营养素摄入量	个体食物频率法膳食营养素摄入量计算	（1）个体食物频率法调查资料的计算	1）定性资料计算 2）个体定性食物频率法的计算	（1）方法：讲授法、实训法 （2）重点与难点：个体定性食物频率法的计算	1
		1-2-2 能计算群体膳食营养素摄入量	群体食物频率法膳食营养素摄入量计算	（2）群体食物频率法调查资料的计算	1）群体定性频率法调查数据的特点 2）食物消费率的计算 3）个体与群体定性计算的差别	（1）方法：讲授法、实训法 （2）重点与难点：个体与群体定性计算的差别	1
	1-3 膳食营养分析与评价	1-3-1 能对群体的膳食能量和营养素摄入状况进行分析和评价	群体膳食能量和营养素摄入状况分析和评价	（1）膳食资料的分析和评价	1）定性资料分析的方法 2）定性资料的分析过程 3）定性和定量数据的结果分析 4）膳食营养调查结果分析和评价	（1）方法：讲授法、实训法 （2）重点与难点：膳食营养调查结果分析和评价	2
		1-3-2 能撰写群体评价报告	群体膳食调查报告的写作基本步骤和内容	（2）膳食调查报告撰写	1）膳食调查报告的基本内容 2）调查报告撰写的基本步骤	（1）方法：讲授法、实训法 （2）重点与难点：调查报告撰写的基本步骤	1

续表

2.1.4　二级 / 技师职业技能培训要求				2.2.4　二级 / 技师职业技能培训课程规范			
职业功能模块（模块）	培训内容（课程）	技能目标	培训细目	学习单元	课程内容	培训建议	课堂学时
2．人体营养状况测定和评价	2-1　体格测量	2-1-1　能应用体成分分析仪	（1）体成分分析的指标和意义 （2）体成分分析仪使用方法	（1）体成分分析仪的使用方法及指标解读	1）体成分分析的指标和意义	（1）方法：讲授法、实物示教法、实训法 （2）重点与难点：体成分分析仪使用方法	1
					2）体成分分析仪使用方法		
		2-1-2　能测量握力	（1）老年人握力测量的指标和意义 （2）老年人握力测量仪使用方法	（2）老年人握力测量	1）老年人握力测量的指标和意义	（1）方法：讲授法、实训法 （2）重点与难点：老年人握力测量仪使用方法	1
					2）老年人握力测量仪使用方法		
		2-1-3　能进行体格测量方法的校正和核准	体格测量质量控制	（3）体格测量的质量控制	1）质量控制的定义	（1）方法：讲授法、实训法 （2）重点与难点：体格测量质量控制的基本内容	1
					2）体格测量质量控制的基本内容		
	2-2　体格状况分析与评价	2-2-1　能评估老年人营养不良风险	（1）营养不良、营养不良风险的定义 （2）营养不良的评估方法及结果判定（WHO 判断标准）	（1）老年人营养不良风险评估	1）营养不良和营养不良风险的定义	（1）方法：讲授法、实训法 （2）重点与难点：老年人营养不良风险评估表的应用	2
					2）营养不良风险的评估流程和方法		
					3）营养不良风险的判定结果		
					4）老年人营养不良风险评估表的应用		
		2-2-2　能对个人的运动能力进行评估	个人运动能力评估的方法及要点	（2）运动能力和功能范围	1）运动能力的评估方法	（1）方法：讲授法、实训法 （2）重点与难点：个人运动能力的评估方法	1
					2）运动能力评估的要点		

续表

2.1.4 二级 / 技师职业技能培训要求				2.2.4 二级 / 技师职业技能培训课程规范			
职业功能模块（模块）	培训内容（课程）	技能目标	培训细目	学习单元	课程内容	培训建议	课堂学时
2．人体营养状况测定和评价	2-3 常见检测项目指标解读	2-3-1 能判断营养相关血液指标是否正常	营养相关血液指标的解读	（1）血液中营养相关指标的分析	1）与营养相关的血常规指标和意义	（1）方法：讲授法、实训法 （2）重点与难点：营养相关血液指标的判断和分析	2
					2）血液中维生素和矿物质检测指标及其正常参考值		
					3）血浆蛋白质测定值的判断和分析		
		2-3-2 能判断常见营养相关尿液指标是否正常	常见尿液指标的分析	（2）尿液中常见指标的分析	1）尿常规指标及其测定的意义	（1）方法：讲授法、实训法 （2）重点与难点：尿液中常见指标及其正常参考值	1
					2）尿液中常见指标及其正常参考值		
		2-3-3 能识别和评估老年人衰弱	老年人衰弱的识别和评估	（3）老年人衰弱的识别和评估	1）衰弱的概念	（1）方法：讲授法、实训法 （2）重点与难点：老年人衰弱评估筛查工具的应用	1
					2）衰弱的影响因素		
					3）老年人衰弱评估筛查工具的选择和应用		
3．膳食设计和评估	3-1 食物选购和评价	3-1-1 能评价和选购特殊类食品	营养强化食品的选择和评价	（1）营养强化食品的选择	1）营养强化食品选择的原则	（1）方法：讲授法、案例教学法 （2）重点与难点：营养强化食品选择的原则和注意事项	1
					2）营养强化食品选择的注意事项		
		3-1-2 能评价和选购膳食营养素补充剂	营养素补充剂相关知识	（2）营养素补充剂的选购	1）营养素补充剂的定义	（1）方法：讲授法、实训法 （2）重点与难点：营养素补充剂的使用原则	1
					2）营养素补充剂标签的相关规定		
					3）营养素补充剂的使用原则		
				（3）营养素补充剂的评价	1）营养素补充剂的相关管理规定	（1）方法：讲授法、实训法 （2）重点与难点：营养素补充剂产品的评价	1
					2）营养素补充剂产品的评价及备案原则		

续表

2.1.4　二级 / 技师职业技能培训要求				2.2.4　二级 / 技师职业技能培训课程规范			
职业功能模块（模块）	培训内容（课程）	技能目标	培训细目	学习单元	课程内容	培训建议	课堂学时
3．膳食设计和评估	3-2　食谱设计	3-2-1　能设计老年人一周食谱	（1）老年人食谱设计原则 （2）老年人食谱制定方法 （3）一周食谱设计的原则和方法	（1）老年人食谱设计	1）老年人膳食指南和食谱设计原则 2）老年人食谱编制方法和注意事项	（1）方法：讲授法、案例教学法 （2）重点与难点：老年人食谱设计原则、老年人食谱编制方法和注意事项	2
				（2）一周食谱的设计	1）食物选择原则 2）烹调方法及注意事项	（1）方法：讲授法、案例教学法 （2）重点与难点：烹调方法及注意事项	1
		3-2-2　能设计低能量、低脂肪、低血糖生成指数等调整膳食的食谱	（1）低能量、低脂肪、低血糖生成指数食物来源 （2）高血脂、高血糖、肥胖人群的膳食指导知识	（3）低能量、低脂肪、低血糖生成指数食谱的设计	1）低能量、低脂肪食谱的编制原则 2）低血糖生成指数食谱的编制原则 3）膳食习惯和行为的改变	（1）方法：讲授法、案例教学法 （2）重点与难点：低能量、低脂肪、低血糖生成指数食谱的编制原则	3
		3-2-3　能编制缓解便秘的一周膳食	（1）高膳食纤维食物来源 （2）膳食纤维推荐摄入量	（4）缓解便秘的膳食设计	1）便秘原因和解决方案 2）常见食物膳食纤维含量 3）富含膳食纤维膳食的设计	（1）方法：讲授法、案例教学法 （2）重点与难点：富含膳食纤维膳食的设计	1
	3-3　膳食制作和指导	3-3-1　能制作老年餐	（1）老年人常见营养问题 （2）老年人饮食制作方法	（1）老年人饮食的制作	1）老年人常见营养问题 2）老年人饮食制作的原则和要点	（1）方法：讲授法、案例教学法 （2）重点与难点：老年人常见营养问题；老年人饮食制作的要点	1
		3-3-2　能制作高纤维膳食	（1）高纤维膳食的制作 （2）益生元和益生菌的使用	（2）高膳食纤维膳食的制作	1）常见高膳食纤维食物的制作方法 2）益生元和益生菌的使用	（1）方法：讲授法、实训法 （2）重点与难点：高膳食纤维食物的制作方法	1

续表

2.1.4　二级 / 技师职业技能培训要求				2.2.4　二级 / 技师职业技能培训课程规范			
职业功能模块（模块）	培训内容（课程）	技能目标	培训细目	学习单元	课程内容	培训建议	课堂学时
3．膳食设计和评估	3–3　膳食制作和指导	3–3–3　能设计体重管理方案	（1）超重、肥胖的原因 （2）减肥膳食指导原则和类型	（3）体重控制和减肥膳食指导	1）减肥膳食的类型 2）减肥膳食的应用示例	（1）方法：讲授法、案例教学法、实训法 （2）重点与难点：减肥膳食的应用示例	1
4．营养教育和咨询	4–1　营养教育	4–1–1　能制作营养健康传播材料	（1）营养宣传材料的分类 （2）营养宣传材料的制作和使用原则 （3）营养宣传材料的预实验和评价	（1）营养健康教育宣传材料的制作	1）营养宣传材料的分类 2）营养宣传材料的制作和使用原则 3）平面媒体营养健康宣传材料制作的基本步骤、预实验和评价	（1）方法：讲授法、案例教学法、实训法 （2）重点与难点：制作并评价营养健康宣传材料	1
		4–1–2　能进行膳食营养科普讲演和健康动员	（1）讲演的基本步骤和要领 （2）讲演的原则和技巧 （3）健康动员的方法	（2）营养科普讲演和健康动员	1）讲演的基本步骤 2）讲演的技巧 3）健康动员的方法	（1）方法：讲授法、案例教学法、实训法 （2）重点与难点：健康动员的方法	1
	4–2　营养咨询	4–2–1　能完成老年群体营养咨询和指导	老年人群营养咨询、指导方法和要点	（1）老年人群营养状况咨询与指导	1）老年人群的心理特点 2）老年人群的营养咨询和指导方法	（1）方法：讲授法、案例教学法、实训法 （2）重点与难点：老年人群的营养咨询和指导方法	2
		4–2–2　能开展社区现场咨询和网络咨询	社区现场咨询、网络咨询的形式和技巧	（2）社区现场咨询和网络咨询	1）社区现场咨询和网络咨询的形式 2）社区现场咨询和网络咨询的技巧	（1）方法：讲授法、实训法 （2）重点与难点：社区现场咨询和网络咨询技巧	1

续表

2.1.4 二级 / 技师职业技能培训要求				2.2.4 二级 / 技师职业技能培训课程规范			
职业功能模块（模块）	培训内容（课程）	技能目标	培训细目	学习单元	课程内容	培训建议	课堂学时
5. 社区营养管理	5-1 营养与健康信息收集	5-1-1 能收集营养与健康相关突发和特殊事件的信息并上报	（1）营养与健康相关突发公共卫生事件信息收集 （2）营养与健康相关突发公共卫生事件信息上报	（1）公共卫生突发事件相关知识	1）营养与健康相关突发公共卫生事件信息收集	（1）方法：讲授法、案例教学法、实训法 （2）重点与难点：营养与健康相关突发公共卫生事件信息收集	1
					2）食物中毒事件信息上报程序		
		5-1-2 能进行健康相关危险因素初步分析	膳食与健康风险因素评估	（2）膳食与健康风险因素评估	1）健康风险因素评价的意义	（1）方法：讲授法 （2）重点与难点：健康风险因素评价方法	1
					2）健康风险因素评价的类型和方法		
					3）健康风险因素的概念和分类		
					4）个体健康风险因素评价的报告		
		5-1-3 能建立营养与健康档案数据库	营养与健康档案数据库的建立	（3）社区人群营养与健康档案数据库的建立	1）数据库建立类型	（1）方法：讲授法、实训法 （2）重点与难点：营养与健康档案数据库的建立方法	1
					2）营养与健康档案数据库的特点和建立方法		
	5-2 营养干预	5-2-1 能对营养干预项目的数据进行初步分析和评价	营养干预项目的数据分析方法	（1）营养干预项目的数据分析	1）营养干预项目的数据分析方法	（1）方法：讲授法、实训法 （2）重点与难点：营养干预项目的数据分析方法	1
					2）营养干预项目的数据分析注意事项		
		5-2-2 能组织干预项目的实施	（1）营养干预的形成评价与过程评价 （2）营养干预的效果评价	（2）营养干预项目的实施方法	1）营养干预实施方案的制定	（1）方法：讲授法、实训法 （2）重点与难点：营养干预实施方案的制定	1
					2）营养干预方案实施的方法和步骤		
		5-2-3 能参与营养干预的过程评价和效果评价		（3）营养干预的过程评价和效果评价	1）形成评价与过程评价的内容和常用方法	（1）方法：讲授法、实训法 （2）重点与难点：常用的比较性统计方法	1
					2）形成评价与过程评价的常用指标		
					3）项目效果评价基础知识		
					4）常用的比较性统计方法		

续表

2.1.4　二级 / 技师职业技能培训要求				2.2.4　二级 / 技师职业技能培训课程规范			
职业功能模块（模块）	培训内容（课程）	技能目标	培训细目	学习单元	课程内容	培训建议	课堂学时
6．培训与指导	6–1　培训	能培训四级 / 中级工、三级 / 高级工	常见培训教学法	培训实施	1）常见教学法的概述	（1）方法：项目教学法 （2）重点与难点：常见教学法的应用	1
					2）常见教学法的应用		
	6–2　指导	能指导四级 / 中级工、三级 / 高级工进行业务学习	实习指导方法、案例教学法的介绍和实施	实习指导方法和案例教学法	1）实习指导方法 ①技能指导基本技能概述 ②技能指导的基本步骤 ③指导对象学情分析	（1）方法：项目教学法 （2）重点与难点：实习指导方法和案例教学法的应用	1
					2）案例教学法 ①案例教学法常用模式 ②案例教学法的基本要点		
课堂学时合计							45

附录 5　一级 / 高级技师职业技能培训要求与课程规范对照表

2.1.5　一级 / 高级技师职业技能培训要求				2.2.5　一级 / 高级技师职业技能培训课程规范			
职业功能模块（模块）	培训内容（课程）	技能目标	培训细目	学习单元	课程内容	培训建议	课堂学时
1．膳食调查和评价	1–1　食物摄入量调查	1–1–1　能设计四种膳食调查方案	（1）称重法设计	（1）称重法膳食调查方案制定	1）膳食调查方案设计基本内容	（1）方法：讲授法、实训法 （2）重点与难点：质量和误差控制要点	1
					2）质量和误差控制要点		
			（2）24 小时回顾法设计	（2）24 小时回顾法膳食调查方案和实施计划制定	1）24 小时回顾法膳食调查方案设计基本要点	（1）方法：讲授法、实训法 （2）重点与难点：24 小时回顾法膳食调查方案设计基本要点，分析评价的统计方法	1
					2）分析评价的统计方法		
					3）调查方案的可行性分析方法		

续表

2.1.5 一级/高级技师职业技能培训要求				2.2.5 一级/高级技师职业技能培训课程规范			
职业功能模块（模块）	培训内容（课程）	技能目标	培训细目	学习单元	课程内容	培训建议	课堂学时
1．膳食调查和评价	1-1 食物摄入量调查	1-1-1 能设计四种膳食调查方案	(3) 记账法设计	(3) 记账法膳食调查方案制定	记账法膳食调查方案设计基本要点	(1) 方法：讲授法、实训法 (2) 重点与难点：记账法膳食调查方案设计基本要点	1
			(4) 食物频率法设计	(4) 食物频率法膳食调查方案制定	食物频率法膳食调查方案设计基本要点	(1) 方法：讲授法、实训法 (2) 重点与难点：食物频率法膳食调查方案设计基本要点	1
		1-1-2 能进行膳食调查质量控制	膳食调查的质量控制要点和技能	(5) 四种膳食调查方法的质量控制要点	1) 误差出现的常见原因	(1) 方法：讲授法、实训法 (2) 重点与难点：关键环节控制原则	1
					2) 误差产生的主要来源		
					3) 关键环节控制原则		
	1-2 营养素摄入量计算	能对长期多次营养监测数据进行分析、比较	(1) 营养监测基本知识 (2) 前后数据对比分析要点	营养监测数据分析比较	1) 营养监测基本知识	(1) 方法：讲授法、实训法 (2) 重点与难点：数据对比分析要点	1
					2) 数据对比分析要点		
	1-3 膳食营养分析与评价	1-3-1 能对营养监测结果进行评价和建议	(1) 膳食结构与健康相关知识 (2) 营养监测结果评价	(1) 营养监测结果评价	1) 不同时间膳食调查结果的对比分析	(1) 方法：讲授法、实训法 (2) 重点与难点：不同时间膳食调查结果的对比分析	1
					2) 膳食质量主要变化总结		
		1-3-2 能进行营养监测调查总结和报告	监测调查报告内容和格式要求	(2) 监测调查总结和报告	1) 营养监测报告的格式	(1) 方法：讲授法、实训法 (2) 重点与难点：营养监测报告的内容	1
					2) 营养监测报告的内容		
2．人体营养状况测定和评价	2-1 体格测量	能进行体格测量的质量控制	体格测量质量控制相关知识	体格测量的质量控制	1) 质量控制的定义	(1) 方法：讲授法、实训法 (2) 重点与难点：体格测量质量控制的基本内容	1
					2) 体格测量质量控制的基本内容		

续表

2.1.5 一级 / 高级技师职业技能培训要求				2.2.5 一级 / 高级技师职业技能培训课程规范			
职业功能模块（模块）	培训内容（课程）	技能目标	培训细目	学习单元	课程内容	培训建议	课堂学时
2．人体营养状况测定和评价	2-2 体格状况分析与评价	能根据膳食调查、体格测量、实验室检查结果进行综合分析与评估	体格状况综合评价内容和方法	(1) 个体营养状况综合评价	1) 个体营养状况综合评价的内容	(1) 方法：讲授法 (2) 重点与难点：个体营养状况综合评价的步骤和要点	1
					2) 个体营养状况综合评价的步骤和要点		
				(2) 群体营养状况综合评价	1) 群体营养状况综合评价的内容	(1) 方法：讲授法 (2) 重点与难点：营养状况综合评价的方法及调查报告的撰写	1
					2) 群体营养状况综合评价的方法		
					3) 营养状况评价调查报告的撰写规范及要求		
	2-3 常见检测项目指标解读	2-3-1 能识别肌肉衰减	(1) 老年人少肌症的定义 (2) 老年人少肌症的判断方法	(1) 老年人少肌症的营养状况综合评估	1) 少肌症的定义、危害	(1) 方法：讲授法 (2) 重点与难点：少肌症的判断标准	1
					2) 少肌症的测试方法		
					3) 少肌症的判断标准		
		2-3-2 能对进食能力进行评估	(1) 吞咽障碍的定义 (2) 吞咽障碍的诊断	(2) 吞咽障碍的营养状况综合评估	1) 吞咽障碍和适宜食品	(1) 方法：讲授法 (2) 重点与难点：咀嚼吞咽障碍的判断	1
					2) 咀嚼吞咽障碍的判断		
3．膳食设计和评估	3-1 食物选购和评价	3-1-1 能选购和识别特殊膳食食品	(1) 特殊膳食食品的定义和分类 (2) 特殊膳食食品国家标准	(1) 特殊膳食食品应用	1) 特殊膳食食品的主要类别 ①婴幼儿配方食品 ②婴幼儿辅助食品 ③特殊医学用途配方食品 ④其他特殊膳食食品	(1) 方法：讲授法、实训法 (2) 重点与难点：特殊膳食食品的主要类别	1
					2) 特殊膳食食品的食品标签规范		

续表

2.1.5 一级 / 高级技师职业技能培训要求				2.2.5 一级 / 高级技师职业技能培训课程规范			
职业功能模块（模块）	培训内容（课程）	技能目标	培训细目	学习单元	课程内容	培训建议	课堂学时
3．膳食设计和评估	3-1 食物选购和评价	3-1-2 能制作食品营养标签	（1）营养成分的计算与标示要求 （2）营养声称相关知识	（2）营养标签制作	1）营养成分的计算 2）营养成分分析数据表达及其标示要求 3）数据修约 4）营养声称和营养成分功能声称的标识方法	（1）方法：讲授法、实训法 （2）重点与难点：营养成分的计算，营养声称和营养成分功能声称的标识方法	1
		3-1-3 能对食物特征和稠度等级进行判断	吞咽障碍食品质构调整及食品分级	（3）吞咽障碍用食物框架分级	1）咀嚼吞咽障碍食品质构调整原则 2）吞咽困难者食品的特点和分级 ①液体食品 ②固体食品 ③吞咽训练专用食品	（1）方法：讲授法 （2）重点与难点：吞咽困难者食品的特点和分级	1
	3-2 食谱设计	3-2-1 能设计营养改善相关食谱	（1）高能量、高蛋白质、高钙食物来源 （2）蛋白质 - 能量营养不良、钙缺乏和骨质疏松人群的膳食指导知识 （3）营养改善的原则和相关指标	（1）高能量 - 蛋白质、高钙食谱的设计及营养不良人群的膳食指导	1）高能量 - 蛋白质、高钙食谱设计的原则 2）富含蛋白质、钙等营养素的食物来源	（1）方法：讲授法、实训法 （2）重点与难点：高能量 - 蛋白质、高钙食谱设计的原则	1
		3-2-2 能设计特殊需求人员食谱	（1）高尿酸血症人群的食谱设计 （2）高胆固醇血症人群的食谱设计	（2）特殊需求人员食谱设计	1）常见食物的嘌呤、胆固醇含量和分类 2）低嘌呤、低胆固醇食谱的编制原则	（1）方法：讲授法 （2）重点与难点：低嘌呤、低胆固醇食谱编制原则	1

续表

2.1.5　一级 / 高级技师职业技能培训要求				2.2.5　一级 / 高级技师职业技能培训课程规范			
职业功能模块（模块）	培训内容（课程）	技能目标	培训细目	学习单元	课程内容	培训建议	课堂学时
3．膳食设计和评估	3-3　膳食制作和指导	3-3-1　能指导高尿酸血症人群的膳食	（1）高尿酸血症人群的膳食制作要点 （2）高尿酸血症人群的膳食指导	（1）高尿酸血症人群的膳食要点及指导	1）高尿酸血症的危害 2）高尿酸血症人群的膳食制作要点	（1）方法：讲授法、实训法 （2）重点与难点：高尿酸血症人群的膳食制作要点	1
		3-3-2　能为吞咽障碍者进行指导和制作饮食	（1）吞咽困难者的膳食制作要点 （2）吞咽困难者的吞咽康复训练	（2）吞咽困难者的膳食制作和指导	1）吞咽困难者的膳食制作方法 2）吞咽困难者的吞咽康复训练及辅助工具	（1）方法：讲授法、案例教学法、实训法 （2）重点与难点：吞咽困难者的膳食制作方法	1
		3-3-3　能为肌肉衰减者进行指导	肌肉衰减者的膳食指导	（3）肌肉衰减者的膳食指导	1）肌肉衰减的危害 2）预防肌肉衰减的膳食 3）肌肉衰减者的营养防治	（1）方法：讲授法、案例教学法、实训法 （2）重点与难点：肌肉衰减者的营养防治	1
4．营养教育和咨询	4-1　营养教育	4-1-1　能参与策划和组织营养传播活动	健康传播活动的组织和策划技巧	（1）营养传播活动的策划与组织	1）营养传播活动的组织和策划基本原则 2）营养传播活动的组织和策划流程与技巧	（1）方法：讲授法、实训法 （2）重点与难点：营养传播活动的组织和策划流程与技巧	1
		4-1-2　能设计和审定营养教育方案	营养教育计划设计方法及效果评价	（2）营养教育计划设计	1）营养教育的主要对象 2）营养教育的方法和步骤 3）营养教育计划设计的基本原则 4）营养教育计划的主要设计步骤	（1）方法：讲授法、实训法 （2）重点与难点：营养教育计划的主要设计步骤	1
				（3）营养和食品安全教育效果评价	1）评价的基本原则和概念 2）营养教育传播材料的过程评价 3）营养教育传播材料的效果评价	（1）方法：讲授法、实训法 （2）重点与难点：营养教育传播材料的效果评价	1

续表

2.1.5　一级 / 高级技师职业技能培训要求				2.2.5　一级 / 高级技师职业技能培训课程规范			
职业功能模块（模块）	培训内容（课程）	技能目标	培训细目	学习单元	课程内容	培训建议	课堂学时
4. 营养教育和咨询	4–2　营养咨询	4–2–1　能进行饮食行为评估和矫正	饮食行为相关知识	（1）饮食行为矫正	1）饮食行为的评估方法	（1）方法：讲授法、实训法 （2）重点与难点：饮食行为矫正的方法和技巧	1
					2）饮食行为矫正和改善		
					3）饮食行为矫正的方法和技巧		
		4–2–2　能对营养咨询效果进行评估	营养咨询效果评价方法	（2）营养咨询效果评价	1）营养咨询效果评价内容与方法	（1）方法：讲授法、实训法 （2）重点与难点：营养咨询效果评价内容与方法	1
					2）营养咨询效果评价的注意事项		
5. 社区营养管理	5–1　营养与健康信息收集	5–1–1　能根据预算确定目标人群和样本量	（1）抽样调查方法 （2）样本量估算方法	（1）抽样调查方法	1）普查和抽样调查	（1）方法：讲授法、实训法 （2）重点与难点：抽样方法	1
					2）抽样方法		
				（2）样本量的估算	1）样本量估算及其意义	（1）方法：讲授法、实训法 （2）重点与难点：现况研究样本量估算	1
					2）现况研究样本量估算		
					3）病例对照研究样本量估算		
					4）研究设计和样本量		
		5–1–2　能制定营养与健康档案管理制度	档案管理相关知识	（3）社区人群营养与健康档案数据库建立	1）健康档案数据库	（1）方法：讲授法、实训法 （2）重点与难点：健康档案数据库	1
					2）应用软件的数据处理		
	5–2　营养干预	5–2–1　能制定营养干预方案	营养干预措施的选择	（1）营养干预方案设计和实施方案的制定	1）营养干预的基本理论	（1）方法：讲授法、实训法 （2）重点与难点：营养干预计划和实施方案	1
					2）常见的营养干预方法		
					3）营养干预计划和实施方案		
		5–2–2　能完成干预项目的总结报告和评估	营养干预总结和评估报告撰写	（2）营养干预总结报告撰写	1）营养干预项目资料分析方法	（1）方法：讲授法、实训法 （2）重点与难点：病例对照研究的设计要点	1
					2）研究报告撰写内容和步骤		

续表

<table>
<tr><th colspan="4">2.1.5　一级 / 高级技师职业技能培训要求</th><th colspan="4">2.2.5　一级 / 高级技师职业技能培训课程规范</th></tr>
<tr><th>职业功能模块（模块）</th><th>培训内容（课程）</th><th>技能目标</th><th>培训细目</th><th>学习单元</th><th>课程内容</th><th>培训建议</th><th>课堂学时</th></tr>
<tr><td rowspan="9">6．培训与指导</td><td rowspan="4">6–1　培训</td><td rowspan="2">6–1–1　能编制公共营养师综合培训计划</td><td rowspan="2">综合培训计划的编制方法</td><td rowspan="2">（1）公共营养师综合培训计划编制</td><td>1）公共营养师综合培训计划的主要内容</td><td rowspan="2">（1）方法：讲授法、实训法
（2）重点与难点：公共营养师综合培训计划的编制</td><td rowspan="2">1</td></tr>
<tr><td>2）公共营养师综合培训计划的编制</td></tr>
<tr><td>6–1–2　能培训二级 / 技师</td><td rowspan="2">培训讲义的编写方法</td><td rowspan="2">（2）公共营养师培训讲义编写</td><td>1）营养学专业教材讲义的编写原则与方法</td><td rowspan="2">（1）方法：讲授法、实训法
（2）重点与难点：公共营养师培训讲义或辅导材料的编写要点</td><td rowspan="2">1</td></tr>
<tr><td>6–1–3　能编写培训讲义</td><td>2）公共营养师培训讲义或辅导材料的编写要点</td></tr>
<tr><td rowspan="5">6–2　指导</td><td rowspan="5">能对二级 / 技师进行业务指导</td><td rowspan="3">（1）示教方法</td><td rowspan="3">（1）示教指导</td><td>1）示教指导法</td><td rowspan="3">（1）方法：讲授法、实训法
（2）重点与难点：示教指导法</td><td rowspan="3">1</td></tr>
<tr><td>2）启发式指导法</td></tr>
<tr><td>3）讨论式指导法</td></tr>
<tr><td rowspan="2">（2）教学管理的关键环节</td><td rowspan="2">（2）公共营养师培训与教学管理</td><td>1）教育心理学基础知识</td><td rowspan="2">（1）方法：讲授法、实训法
（2）重点与难点：教育心理学基础知识</td><td rowspan="2">1</td></tr>
<tr><td>2）教学管理的基本内容和对管理者的基本要求</td></tr>
<tr><td colspan="7">课堂学时合计</td><td>35</td></tr>
</table>